歐洲醫療五百年

卷二｜醫學與分化

克爾·瓦丁頓————著
KEIR WADDINGTON
李尚仁————譯

AN INTRODUCTION TO
The SOCIAL HISTORY of
MEDICINE:
EUROPE SINCE 1500

目　次 CONTENTS

CHAPTER 6
解剖與醫學

ANATOMY
and MEDICINE

根特·馮·哈根斯（Gunther von Hagens）爭議性的
巡迴展覽「人體奧妙展」將解剖過的屍體（當
作藝術？）拿來展示，並引起可預期的反應——大部
分是噁心。馮·哈根斯熱切地想要表明，解剖過的人
體是我們必須理解、令人讚嘆的對象；他的做法延續
了文藝復興時代解剖學者的看法。即便我們不能指控
歷史學者也用同樣的方式看待人體，他們卻也同樣著
迷於解剖學，以及它和身體觀、疾病觀的關聯，而且
歷史學者和過去的解剖學家一樣，在意解剖學如何反
映社會、宗教與文化的關懷。大多數歷史學者都同
意，解剖學在十六世紀與十七世紀發生重大的改變，
其探討焦點起先是重新發現古典文獻，接下來則是
質疑這些古典文獻；這個運動不只促成身體圖譜的
重新繪製，也建立現代醫學的基礎。很少歷史學者
會否認，到了十八世紀晚期，隨著醫院醫學（hospital
medicine）這種醫學風格吸納了理論上與技術上的創新
〔參見〈醫院〉〕，病理解剖學與臨床解剖學發揮改造醫
學的重要作用。然而，我們仍舊可以重新考察這樣的
歷史編年，看出實作的改變，為何比傳統歷史學者所
想地更為不易。

　　本章探討從文藝復興到十九世紀中葉的解剖學

史，考察新的理解人體之方式，是如何透過解剖學而產生，並探討對解剖學研究造成影響的各種知識、哲學與宗教因素，以及解剖學與屍體解剖如何成為正規醫療人員的重要訓練，以及新的醫療知識形式的核心。本章並不認為十八世紀中到十九世紀初這段時期是轉捩點，而是要探討概念的連續性，以及解剖學研究對醫師訓練、臨床研究與醫病臨床互動的衝擊。

✦ 解剖學與意義的追尋 ✦

文藝復興時代（大約從西元1300年到十七世紀中）的解剖學史經常強調，實地觀察戰勝了以閱讀古典文獻為主的、傳統的大學學習風格，而來自於帕多瓦（Padua）與波隆納（Bologna）的觀念和技術，如何很快就受到北歐採納。在1990年代之前，歷史學者大多同意以下的論點：法蘭德斯出生的醫師安瑞亞斯‧華薩流思（Andreas Vesalius）在十六世紀末所啟動的改變，隨著人體解剖普遍成為醫學教育的一部分，帶來了人體觀念的轉變。此一改變是希臘、羅馬醫學的重新發現與再興（稱之為醫學人文主義），也是古典文化（Classical culture）的復興；隨後又代表了和蓋倫（Galen）著作的決裂——蓋倫是一位在羅馬帝國工作、講希臘語的醫師。十六世紀的解剖學家對蓋倫提出挑戰，解剖學不僅展示已知的知識，更開始進行原創的

觀察研究。

在十五世紀晚期與十六世紀，解剖學的性質是否真的出現概念的轉變，以及各種知識、哲學與宗教觀念以何種方式影響了解剖學，都還有爭辯的餘地。中世紀時期解剖學相對停滯，而且是透過解剖動物來描述人的大體；但是到了十五世紀晚期與十六世紀，對於解剖學的興趣再度燃起。解剖學對醫學所有領域都有其重要性：它指出疾病的位置，有助於診斷，並影響描述疾病的方式。它整合了對結構與動作（或身體運作方式）的研究——後者的研究現在會被稱為生理學。然而，解剖學研究不只具有醫學性質，當時它也是哲學與神學討論的一部分，而且這些學科的研究方法通常相同。十五世紀末與十六世紀初的文藝復興，人文主義者熱衷重新發現與復興古希臘羅馬的文化，這同時也鼓舞了解剖學。人文主義者相信古典學問代表知識的巔峰，特別是古希臘人的學問。十六世紀初期解剖學的目標，是要對構成醫學知識基礎的古典文獻能有更好的了解。某些重要希臘文獻的普及，撐起了對解剖學的興趣，尤其是1531年出版蓋倫《論解剖步驟》（*On Anatomical Procedures*）的新譯本，該書勾勒進行解剖的步驟。這股致力於批判性評估古典文獻的風潮，提高了解剖學這門學問的聲望。宗教改革，這個十六世紀改革天主教會教義與實作的運動，導致神

學動盪不安，也進一步合理化理解人體的需要。解剖學提供一種探討上帝作品與造物性質的方法〔參見〈宗教〉）。十六世紀解剖學不只是實用的技藝，或屍體解剖這種血腥的操作：文藝復興與宗教改革對醫學造成衝擊，也形塑了解剖學。

解剖技巧也有進步。雖然解剖學相當倚重古典文獻，然而，屍體解剖以及為數更少的活體解剖等實作，逐漸界定了十六世紀解剖學者的工作。透過解剖屍體來教導人體解剖學，一般認為是在十四世紀起源於波隆納。解剖教育在十五世紀擴展到歐洲其他大學，而十六世紀隨著解剖課程的增加，在大學與醫院開始興建常設的解剖教室。這些發展反映了對正規醫療人員的需求增加，還有一套學生必須上課、閱讀古典文獻，並觀察一年一度人體解剖的醫學訓練體系。解剖的屍體來自被吊死的罪犯，他們不是死於疾病，而且通常是年輕人或中年人，這樣的屍體對解剖學者特別有吸引力。雖然罪犯不是解剖唯一的屍體來源，例如瑞典使用自殺者、瘋人與乞丐的屍體，然而，解剖和懲罰的結合淵遠流長。

屍體解剖在十六、十七世紀是公共事件，在一群觀眾面前舉行，這也鼓勵某些解剖學家刻意追求戲劇化。解剖通常在屍體不會太快腐敗的冬天進行，

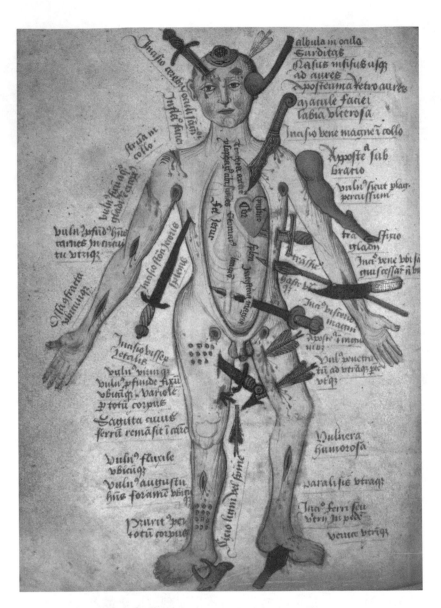

圖 6.1 ───《受傷的人》，十五世紀中葉的解剖學插圖。

圖像來源：Wellcome Library, London。

歷時三天，且有其教育、社會與宗教功能，以此肯定並傳播人體的觀察。其目標是讓學生與醫療人員揭露人體的內部，向一般觀眾展示上帝的造物，激發其敬仰。因此，屍體解剖和解剖學是個結合儀式與教學的事件。其公共性質也使當局能掌握有多少具屍體被解剖，同時也讓醫師（physicians）和外科醫師（surgeons）得以展示他們的知識並藉此贏得聲望。[1] 然而，屍體解剖還是問題重重，一方面它是公眾奇觀；另一方面，將身體與靈魂分離的危險，激起民眾的不安。因此，解剖學和屍體解剖在十六世紀具有一種曖昧的地位。

✦ 華薩流思的解剖學 ✦

關於解剖學的實證研究經常強調，法蘭德斯出生的安瑞亞斯・華薩流思，是十六世紀解剖學重新振興的核心（如果不是獨一無二的）角色。華薩流思在1537年取得帕多瓦這座城市地位崇高的大學解剖學教職，之後就立即著手重整其教學課程。他引進人體解剖的示範，並且以親自解剖的屍體做為教材；他也繪製解剖圖來闡明其口頭講授，並說明古典文本流

1　〔譯注〕醫師和外科醫師長期以來在歐洲是兩種不同的職業身分，各自有其訓練管道、專業組織和不同的證照。這種情況到十九世紀才出現轉變。詳情請參見本書〈外科〉與〈專業化〉這兩章的討論。

傳下來的知識應該以何種方式加以理解，若有必要又
該如何修正。一般的記載宣稱，華薩流思是在將蓋倫
著作由希臘文翻譯為拉丁文的過程中，發現裡面的錯
誤，之後他便強調醫師和外科醫師應該直接研究身
體，而非只是閱讀既有的文本。

華薩流思確實對蓋倫的解剖學著作提出質疑，並
且批評後者只依靠動物解剖，而主張必須透過實地
觀察來重新檢證蓋倫的發現。此外，華薩流思親身
執行屍體解剖的所有工作，包括切割、展示及教學，
而這三者原本是由示範助手、教授與外科醫師分工執
行的。這樣的作法很快成為全歐洲的解剖學模範。然
而，華薩流思的著作是對現有知識的批判與重造所
構成之複雜混合體。他早期的著作，現以《六張解剖
圖》(*Tabulae Anatomicae Sex*)的標題傳世，反映了他在巴
黎的學生時代所接受的人文主義傳統訓練。此書描繪
剛翻譯的蓋倫著作《論解剖步驟》裡面的觀念，並且
受到當時關於放血的辯論所影響。就像當時其他的著
作一樣，他把解剖學放在自然哲學（或自然科學）的
架構中。他的《論人體構造》(*De Humani Corporis Fabrica*,
1543)插圖精美，闡述理想的人體版本，是衡量其他
人體的標準。華薩流思在《六張解剖圖》大受學生與
同儕歡迎之後，才在《論人體構造》呈現出完整的人
體。華薩流思在書中一再強調，解剖學做為醫學基礎

的重要性，並且斷言公開的人體解剖之價值在於它是種學習何謂正常、何謂異常的方法。

華薩流思並不認為他的著作是在反對蓋倫，他強調他的解剖學比蓋倫更正確，但這樣做是為了要復興蓋倫的解剖學實作，而把自己作品呈現為改正後的蓋倫解剖學；兩者的分歧在於細節。在許多方面，薪水微薄的華薩流思從事的是種自我宣傳。他不談其他地方的解剖教學，並且採取極端的立場來強調自己的看法。我們可以從華薩流思所使用的語言和圖像看到這樣的傾向。《論人體構造》以豐富的插圖將解剖學實物予以視覺化，以結合科學與藝術的方式呈現人體解剖。

歷史學者藉由《論人體構造》一書，來理解此書出版之前解剖學的狀況；然而，與一般認知的印象相反，華薩流思並不是當時唯一的解剖學者。十六世紀新興的印刷文化持續成長，解剖學在此中蓬勃發展。其他常被忽略的著作顯示，別的解剖學者同樣致力於眼見為憑（autopsia, seeing-for-oneself）的觀念，也寫作解剖評論，共同構成復興蓋倫解剖學相關實作的廣泛努力。早在華薩流思之前的五十年間，解剖學者就開始質疑蓋倫描述的細節，指出他的錯誤並加以增補。例如，在華薩流思之前，已經有其他的解剖學家注意到

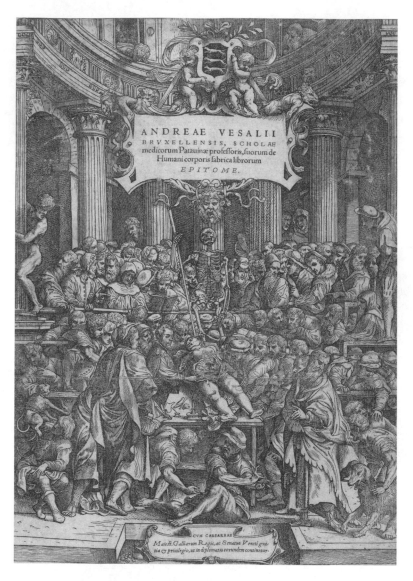

圖 6.2 ————華薩流思（Andreas Vesalius）《論人體的構造》
（*De Humani Corporis Fabrica libri septem*, Basileae, 1555）封面。
圖像來源：Wellcome Library, London。

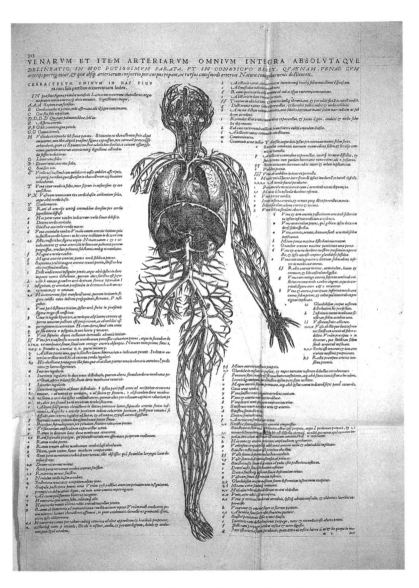

圖 6.3 ——華薩流思《論人體的構造》的插圖之一，描繪動脈與靜脈。
圖像來源：Wellcome Library, London。

蓋倫只有解剖動物，而且大多數的解剖學者和外科醫師，早已接受最好是透過解剖人體來研究解剖學。其他的解剖學者經由出版著作與進行公開解剖，對傳播日漸增加的解剖學知識同樣有所貢獻。

然而，《論人體構造》一書有個立即的影響：華薩流思爭議性的觀念引起熱烈的辯論，《論人體構造》一書則遭盜版並且被廣泛仿效。傳統派攻擊華薩流思竟膽敢糾正蓋倫，此種看法在天主教國家最為強大，那裡的學者試圖捍衛以蓋倫著作作為基礎的天主教版解剖學；然而，當時許多人覺得華薩流思敢於超越既有的解剖學知識，開創出一個新視野。華薩流思的批評者與支持者先是追隨他，接下來則做更進一步的研究，並經常修正華薩流思的發現，解剖學隨之成為醫學研究的重要部分。解剖學對普遍性原則展開追求使得蓋倫相形見絀，這點可清楚見諸華薩流思在帕多瓦的教職繼任者法布里休斯（Fabricius, Girolamo Fabrizio）的著作。公開的解剖更加頻繁地舉行，而解剖學的語言開始充斥於牧師講道、戲劇與其他文學作品之中。觀察人體內部的過程變得既現代又刺激，儘管這種刺激還伴隨著一點恐怖。

雖然文藝復興時代的解剖學在理論上還是有些保守，而解剖學研究大抵還是以書本為基礎，且是透過

講課來加以傳授，然而十六世紀的變化確實增進了對人體構造的觀察知識。追隨華薩流思的解剖學者強調解剖學對醫學知識的價值，這樣的行動在十七世紀獲得更多的動力。然而，解剖學者在標榜其工作的尊嚴時，卻在修辭上貶低手藝的重要性，也刻意不強調屍體解剖的實際過程，而將解剖學呈現為一種理解造物的方法，是一種既現代又需要淵博知識的學科。[2]

✦ 十七世紀的解剖學與觀察 ✦

十七世紀解剖學的重要性持續增長，而且隨著病人死後的屍體檢查和人體解剖的次數增加，對病理學傳統的建立有所貢獻。身體新哲學的提出，主要來自於新的研究方式，而非稍早所強調的對古典文獻的重新評估。解剖學者、外科醫師與醫師用新的方法來探討身體及其內部器官，對人體更為標準化的看法也隨之浮現。這些強調觀察與經驗主義的觀念，是傳統所謂科學革命的一部分。

十七世紀的解剖學獲得物質空間——解剖室或解剖劇場以及博物館——並透過印刷術的進步而得

---

2 〔譯注〕當時歐洲社會認為靠手藝維生的工匠，地位遠低於大學學者；因此解剖學者標榜學理，卻刻意不強調動手實作與技藝的重要性，以免自貶身分並損及解剖學的學術地位。

到更多的讀者。大多數的歐洲大學都興建解剖教室，並且以解剖學作為自然哲學（自然科學）與道德哲學（或倫理學）的橋樑。這帶來的結果，就是對解剖用的屍體需求增加。隨著醫院變成解剖展示與研究的重要地點〔參見〈醫院〉〕，這樣的需求有些是透過對病人死後進行解剖檢查來達成。這點在羅馬特別明顯，十七世紀初當地醫院進行解剖已經成為慣例。一年一度的公開解剖仍持續舉行，在這些公開解剖的場合討論解剖學的哲學與神學意涵；為專業人士或一般大眾印行的解剖學文本，則滿足想要瞭解身體內部秘密的知識渴求。

外科醫師與醫師觀察身體的性質與運作，他們在解剖學中的實驗作法反映出經驗主義與觀察的價值，此種價值觀形塑了十七世紀的知識探究。威廉‧哈維（William Harvey）是這種研究方法的代表人物，他在1609年至1643年擔任聖巴托羅謬（St Bartholomew）醫院的醫師，他論血液循環的著作是這種研究方法的代表作。哈維在帕多瓦受訓，受義大利醫師的影響，他進行許多人體解剖，也做了多次的動物活體解剖，來探討心臟的運動。如同十六世紀的解剖學者，他的著作帶有實驗的性質，主要探討的是生理學。他強調個人經驗與觀察的價值。透過屍體解剖和活體解剖，哈維宣稱，血液在人體中循環。在《心臟與血液之運動

的解剖探討》(*Exercitatio Anatomica de Motu Cordis et Sanguinis*, 1628)書中,哈維描述了他證明心臟作用的一系列試驗。他認為血液循環是一個可以觀察到的事實,並且視循環為解剖學者的研究領域。

哈維的發現影響深遠而且常被認為很現代,這樣的看法失之偏頗,因為他的研究其實出自舊有的關懷。哈維是個傳統派,熟悉蓋倫的著作,且受到亞里斯多德的自然科學著作所影響。他對於血液循環的觀察立基於亞里斯多德強調心臟是人體最重要的器官、重新檢視古典文獻的努力以及既有的解剖學研究。他的作品並沒有和舊觀念斷然決裂:他在書中提出的新學說引起的反應不一。不過他的觀念和他對觀察性知識的支持,幫助了新的哲學詮釋,並且啟發了更進一步的實驗研究與解剖研究,包括早期(並不成功)的輸血研究。

外科醫師和醫師透過解剖,以及病人死後檢查得到的觀察發現,伸張了醫學的理性基礎。當十七世紀的醫師和外科醫師回應當代的哲學議題與神學議題的同時,也出現一系列創新的人體模型,這點可見諸英國醫師湯瑪斯·威利斯(Thomas Willis)的解剖著作,以及他對找出靈魂位置的興趣〔參見〈醫學與宗教〉〕。雖然新工具的應用(例如顯微鏡)對這種研究方式有所幫

助，不過人體的模型主要受到更廣泛的機械論哲學辯論所影響；機械論試圖用物理原因來解釋所有的自然現象。這些觀念和笛卡爾及牛頓所提出的力學原則與哲學原則有關。這些著作大部分是哲學著作而非醫學著作，它們具有相當的經驗性和目的論性質。

　　歐洲學術文化擁抱新哲學觀念的原因為何，是可以辯論的。但有一系列力量的結合，鼓舞了所謂的「新科學」。強調觀察與實驗之重要性的新哲學潮流，影響了「新科學」〔參見〈科學與醫學〉〕。在英格蘭，哲學家培根強調要有一套歸納與實驗的方法，而法國哲學家和生理學家卡巴尼（Pierre Jean Cabanis）以及英裔愛爾蘭的自然哲學家波以耳（Robert Boyle），都宣稱真正的知識來自於經驗。這些觀念影響了醫學思想家，並支持對解剖與生理構造進行重新評估。例如英國醫師辛登漢（Thomas Sydenham）雖然討厭解剖學，但強調觀察是醫學的關鍵。荷蘭醫師西維爾斯（Franciscus De la Boe Sylvius）和波哈維（Hermann Boerhaave）在他們任教的萊頓大學都支持辛登漢關於觀察的看法。波哈維受到機械論哲學的影響，他的《醫學原理》（*Institutiones Medicae*, 1708）主張理解身體與疾病的關鍵，在於解剖學的系統研究方法。在波哈維的主持下，萊頓引進了臨床教學與屍體解剖，取代了帕多瓦而成為醫學教育的中心，並且將其訓練風格和訓練出來的醫療人員出

口到歐洲其他的醫療機構。

然而，這不是個單向的過程。哲學與政治思想同樣受到新的身體觀所影響。法國自然哲學家與數學家笛卡爾就深受解剖觀念的影響。他對解剖學研究稍有涉獵，並將解剖學與生理學的發現，整合進一套將身體視同機器系統的哲學架構中。他截然區分身體與靈魂（被稱為笛卡爾式的二元論），提出一套帶有爭議性的身體觀。對笛卡爾而言，機械論是自然的本體論（ontology of nature）或解釋方法，認為自然界所有的事物都只具有機械性質。他的觀念提出一套看待身體的嶄新方式。

許多哲學家追隨笛卡爾，接受機械論或是採用將身體當成機器（或手錶）的隱喻，以此做為一種解釋方法，他的身體觀則被整合到醫學中。例如波哈維就修正笛卡爾的解釋，將身體看成一具水力系統，血液和其他液體必須保持流動才能保持身體健康。不過，笛卡爾將身體視為機器的觀點，不是唯一的模型。有些人看到機械論研究方法的限制，此種關懷激勵了對身體運動原因的研究興趣。生機論者（vitalists）認為物理學和化學法則無法完整解釋生命，而是存在一種生命力（vital force）將生物和無生物區別開來，而且此學說對不同功能的性質有不同的強調。生機論者因此提出

或可稱之為生理學過程（physiological process）的相關問題。這些彼此競爭的觀念有著複雜的互動，顯示十七世紀隨著醫學理論的改寫，以及關於身體的醫學辯論激化，打造出了一套解剖學的新知識與新語言。

十七世紀的解剖學成為醫學研究深具活力的領域。研究者增進解剖知識的精確性，但更重要的是，解剖學成為發展新身體觀的工具。儘管解剖學者對理解身體有所貢獻，解剖學對學院醫學理論或治療方法並沒有提出重大挑戰。醫學仍舊根深蒂固地植基於傳統的做法，解剖學與實作之間的關聯很有限；當時的人也注意到了這一點。儘管解剖學與哲學探討的相關觀念，對醫療實作的影響很有限，但從此以後醫療人員透過解剖學與屍體解剖來瞭解人體的運作，並日益視解剖學為醫學訓練的基礎。

✦ 啟蒙運動的解剖學：1700-1789 ✦

到了十八世紀初，大體解剖的知識已經相當先進，並且透過解剖知識來解釋疾病。解剖學已經穩固地建立為一門進步的學科，解剖學者探討病理過程、男女身體差異和種族差異等重要課題〔參見〈婦女與醫學〉、〈醫學與帝國〉〕。顯微鏡的改良使得解剖學家能夠對身體的型態與結構進行更貼切的觀察。隨著病理解

剖學和病理學的逐漸疊合，研究興趣開始聚焦在局部定位的疾病（localized disease）。 3

　　十八世紀對疾病觀察與病理解剖的重視，激勵解剖學者探討身體與疾病徵候的關係。對心絞痛（angina pectoris）這類病況可能的器質性位置（organic site）感到好奇，使得醫療人員開始對病人進行死後的檢查。外科的性質、地位以及外科醫師訓練的改變，不只帶來新的技巧要求，同時刺激對解剖教學的需求〔參見〈外科〉〕，另外，加上醫院在健康照顧方面擔任新的角色〔參見〈醫院〉〕。醫療人員經常引用波哈維的教導，越來越強調有必要在病人死後進行檢查，以便觀察和理解疾病。早期的體液學說將疾病解釋為總體生理的不平衡，病理解剖學則挑戰這樣的看法。這使得解剖學和醫學的理論與實作更為相關。這種對病理解剖學及相關疾病觀念的興趣，是現代臨床醫學興起的關鍵。

　　在十八世紀的許多著作都可發現此一研究方法的精進，但這在義大利醫師喬凡尼·巴蒂斯塔·莫

3　〔譯注〕醫學界過去主要以全身的體液平衡與否，來解釋疾病的發生。十八世紀在解剖學的啟發下，越來越多的醫師試圖找出導致疾病的局部病變，以特定部位的病灶（lesion）來解釋疾病的發生。前者常被稱為全身病理學（general pathology）或液體病理學（fluid pathology）；後者常被稱為局部定位病理學（localized pathology）或固體病理學（solid pathology）。

嘎尼（Giovanni Battista Morgagni）的《論疾病的位置和原因》（*De Sedibus et Causis Morborum; On the Seats and Causes of Disease*, 1761）一書，得到最精要完整的呈現。莫嘎尼在義大利社會與醫學界擁有很好的地位，他在義大利解剖學的傳統下工作，其目標是要闡發解剖學在臨床上的用途，並且將症狀關連到身體內部的狀況。為此，他研究疾病從發作到死亡的整個病程，建立起症狀和病理變化之間一系列事件的完整環節。《論疾病的位置和原因》蒐集了數百件病例，並以疾病在身體中的局部定位來加以呈現，指引醫師應該注意活人的哪個部位，以及他們在屍體中能夠發現什麼。

其他的醫生進一步發展莫嘎尼所表達的觀念，以及他所強調的建立疾病徵候與症狀的關係。[4]以倫敦與格拉斯哥（Glasgow）的漢特兄弟（the Hunters）以及愛丁堡的蒙洛家族（the Monros）為中心，英國發展出一個病理解剖與臨床解剖的重要學派。此一學派的特徵在蘇格蘭醫師與解剖學家馬修・貝利（Matthew Baillie）的研究當中最為突出。在《人體某些最重要部位的病理解剖學》（*The Morbid Anatomy of Some of the*

---

4 〔譯注〕症狀（symptoms）是病人的感受，例如頭昏、疲倦等；徵候（signs）是檢查的發現，如體溫偏高、脈搏不正常等。

Most Important Parts of the Human Body, 1793）一書，他斷言
死後解剖檢查是診斷及臨床醫療的重要助力。就此，
貝利強調可以在器官中找到疾病所導致的結構變化。
受到這種研究取向影響的醫療人員，開始對疾病做
出精確的描述，以此界定不同的病理狀態。他們的
著作有助於病理解剖學觀念的傳播，而在更廣泛的
層次上，十八世紀醫療著作對於病理與臨床解剖學
的注重，為一種新的醫學風格奠定基礎，其所強調
的是症狀的探討並不見得可靠，應該由病理變化來
瞭解疾病。

　　隨著正規醫療人員越來越有市場、醫師和外科醫
師強調經驗的根本重要性，以及對實際解剖課程的需
求增加，正規醫療人員接受訓練的場所與方式也有所
改變，並且整合了對解剖與身體的新觀點〔參見〈專業
化〉〕。起先，有創業精神的醫家提供解剖課程，來滿
足這樣的需求；這也是當時日益增長的學術知識文化
和科學興趣的一部分，反映了啟蒙時代對理性的追
求，以及對於觀察與經驗的重視。在倫敦，威廉・漢
特（William Hunter）在其兄弟約翰的協助下，以他在大
溫彌爾街（Great Windmill Street）的私立學校首開風氣，
強調觀察疾病的病理徵候並加以解釋，以此來理解病
人的症狀。漢特兄弟的學校確立了透過解剖研究以新
的方式來看待身體與疾病，這對整合醫學與外科至為

重要。這些新觀念引起爭議，例如，在天主教的西班牙，醫學訓練和解剖學仍舊相當保守，然而歐洲的解剖演講與課程都增加了。雖然有些解剖演講就如同近現代的公開解剖一般，仍以娛樂與教育大眾為目的，但隨著訓練正規醫療人員的觀念出現改變，越來越多的演講和實作課程，以在學或年輕的醫療人員為對象。滿足求知慾與病態偷窺慾之間的界線，剛開始還常相當模糊，但後來解剖課程變得越來越具有志業的性質。在十八世紀，隨著臨床訓練在解剖學校與醫院變得越來越制度化，許多解剖課程的設計是要讓外科醫師擁有實用的解剖知識，而義大利的多門尼可·寇圖諾（Domenico Cotugno）以及巴黎的皮耶·約瑟夫·狄索（Pierre Joseph Desault）這類的外科醫師兼解剖學家，則把人體的知識置於臨床訓練的核心。

如此一來，解剖學校與解剖課程對屍體的需求變得很難滿足。雖然巴黎醫學院在傳統上有權取得死亡囚犯的屍體，而英格蘭外科醫師公會（Surgeons' Company）、醫師院（College of Physicians）以及皇家學會（Royal Society）都擁有解剖死刑犯屍體的權力，然而這些法律安排，仍不足以滿足數量日增的解剖課程與解剖學校。在文藝復興的義大利就有解剖學者從事盜屍，到了十七世紀中葉，此種供應來源已經開始激起公眾的不安。在十八世紀，解剖教師由於害怕引發暴

動或是名譽受損，因此把屍體供應的工作外包，而出現了更有企業精神的做法。在十八世紀初期，這樣的行為開始變成像是一門行業，在巴黎、倫敦及其他教學中心，盜墓、賄賂以及從刑場與醫院盜取屍體，都變得司空見慣。集體墳墓以及都會區大多數教會墳場的簡陋狀況，使得盜墓相對容易。露絲・理查森（Ruth Richardson）在《死亡、解剖與窮人》（*Death, Dissection and the Destitute*, 1989）一書指出，造成的後果是人體變成一種商品。醜聞開始流傳：例如1783年巴黎傳出，解剖學助手燃燒死者的脂肪來取暖。盜屍與解剖由於冒犯了對待死者的觀念，引起敵意甚至激起暴力騷動。然而，屍體交易影響了機構名聲與知識，而非僅是助長駭人聽聞的解剖情事。一個機構能取得多少具大體，會影響其聲望及其所能生產的知識。

到了十八世紀晚期，解剖學的學科地位已經非常穩固。它成為醫療人員訓練制度的一部分，有助於確立醫學的經驗觀察基礎。病理解剖則提供瞭解身體與疾病的工具。然而，這些觀念起初對醫療究竟有何影響，則較不清楚。許多醫療人員仍舊在整體論或全身性的架構下，以傳統療法來治療疾病。然而，在1794年之後的半個世紀，病理解剖與臨床解剖在醫學與臨床治療上將取得新的重要性。

✦ 巴黎醫學時代的解剖學：1789-1830 ✦

十八世紀末與十九世紀初，病理與臨床解剖學對
於醫學轉型的重要性，被認為是一場革命，也是現代
化的範例。這場革命和「巴黎醫學」及「臨床醫學」
關係密切。這些詞語成為歷史學者所使用的簡稱，用
來指稱一種新的醫學風格，其特色是病理解剖、醫院
中的臨床觀察、身體檢查以及統計學的使用；隨著西
北歐成為改革與創新的地點，此一新風格在十九世紀
上半主導了醫學。雖然新的病理與臨床解剖學和過去
的一般解剖學或病理解剖學有所不同，但歷史學者對
於連續性的問題看法分歧。在1789年的法國革命之
後，巴黎醫學的結構轉變與醫院醫學的興起，帶來的
改變究竟多大，是這場辯論的核心。雖然巴黎對醫學
的改造功不可沒，但其貢獻的性質為何，是史家檢視
的問題。

這場辯論的關鍵是艾克納希特（Erwin Ackerknecht）
及傅柯的史學著作。艾克納希特影響深遠的《巴黎醫
院的醫學》（*Medicine at the Paris Hospital*, 1967），將現代醫
院醫學的誕生定位於1789年之後法國的政治革命與
技術革命。艾克納希特關切政治與社會變遷，他宣
稱革命後巴黎發生的事件，塑造一種類型獨特的醫

院醫學，並且在十九世紀前半主導了醫療。傅柯在
《臨床醫學的誕生》（*The Birth of the Clinic*，英譯本出現在
1973年）一書採用不同的研究路數，並提出一套對現
代醫學的詮釋，將焦點放在1794年之後半個世紀所
出現的醫學知覺與經驗之結構。傅柯對權力與知識
的體系感到興趣，他關切的是語言、知識與經驗之
間的關係。他以巴黎臨床醫師的解剖觀念與病理觀
念為模型，揭示與大革命後的巴黎關係密切的局部
定位病理學（local pathology），如何代表了和過去的徹
底決裂。傅柯宣稱，在巴黎臨床醫師的工作中，疾
病不再是演繹的主題，　而是某種可以透過解剖來
觀察的東西。他相信這創造出一種新的看待疾病的
方式，或者說一種臨床注視，其凝視焦點是器質性
的變化。和其他歷史學者不同的是，傅柯並不認為
這在本質上是一種進步。他辯稱這種臨床注視將病
人客體化，而這樣做又使得醫生的權力凌駕在病人
之上。對傅柯而言，這些論述帶來了醫院醫學的新
風格，其基礎是身體檢查、死後解剖（如果疾病最
終致命的話），以及統計分析〔參見〈醫院〉〕。

　　儘管兩者的研究方法與目的不同，傅柯和艾克
納希特都把焦點放在醫學觀念與方法的轉變。他們
都認為，從病人主導臨床互動的「床邊醫學」（bedside
medicine）轉變為醫師主導的「醫院醫學」（hospital

medicine）風格，關鍵在於1794年之後巴黎所發生的事情。他們的著作鼓勵其他歷史學者把巴黎放在典範轉移的中心，舊典範是對疾病的理論研究，而新典範則是在解剖室與病房的實際應用，後者是1794年之後半個世紀的醫學特徵。就此觀點而言，法國醫學在大革命後的改革，以及巴黎出現的改變所創造出的結構與安排，提供了一個理想的環境，讓新的理論正統得以興盛發展，病理解剖學則不再專屬於少數菁英，而成為實用的專業方案。

不過，把和病理解剖相關的理論觀點與孕育它們的環境分離看待是不智的。1789年法國大革命之後出現的政治與社會動盪以及意識型態潮流，和自由主義、進步論與個人主義都有所關聯；它影響了法國社會大多數層面，並在歐洲引發迴響。革命企圖推翻既有的階層關係，試圖廢除醫院與舊菁英，重新建構法國醫學的專業風貌〔參見〈醫院〉〕。新的體系成立了，然而稍後我們會更詳細的指出，他們並沒有廢除醫院，反而是將訓練制度化，並且調整了專業階層。新的規定要求住院病人必須接受檢查，死亡後則被解剖。這個新方法提出了關於健康與疾病的新概念。這些改革所反映的，既是革命志士的期望，也是1793年到1814年漫長的戰爭所帶來的現實狀況。

　　1794年，法國醫學教育界展開了根本的改革，他們建立了「健康學校」（Ecoles de Santé），人人都有資格報考這些學校，而且入學者可接受免費教育；在這些醫學校當中，巴黎是最為卓著的。這些改革使得醫師有權利檢查與解剖巴黎醫院收容的大量病人。其所創造出來的新氛圍，讓聽診器的發明者雷恩內克、鼓吹敲診法之價值的尚尼可拉斯・柯維薩特（Jean-Nicholas Corvisart）以及其他的巴黎臨床醫師，能夠發展出新的診斷方法和理論取徑。新的診斷技術讓醫療人員能夠斷定體內器官的病理變化，肯定病理解剖知識的重要性。例如，聽診器就能揭露肺部的病變，而成為巴黎醫學的象徵。新的理論取徑又強化巴黎的臨床病理方法。例如，比夏（Xavier Bichat）進行詳細的解剖描述工作，使得他能夠將器官再細分為膜與組織。他的工作焦點放在生理過程以及疾病在體內的表現，進而肯定組織病理學的重要性。這種風格的病理解剖學將症狀與病灶連結起來，這點可以透過身體檢查或死後解剖來確認，進而鼓勵了對疾病做更精確的定義。學校引進了新的課程，重點放在實際經驗的訓練，以及強調解剖學、觀察與身體檢查的重要性。醫療證照制度的改革，打破了傳統的位階，將外科醫師與醫師的功能合一，這使得法國醫師以局部定位的、結構的與解剖的方式來看待疾病。

將眾多具有才能和創意精神的醫師，聚集在社會經濟與政治的變遷氛圍當中，而醫療改革又鼓勵創新，進而在巴黎創造出歐洲其他地方前所未有的環境。來自歐洲各地與北美的學生聚集在巴黎。他們上的課程強調的原則是實地教導、觀察，以及每個學生都必須動手解剖。巴黎還有其他的優點：學費低，學生被集體邀請到病房觀看一種新類型的病人──朵拉‧溫納（Dora Weiner），稱之為「公民病人」（citizen patient）──這些病人提供了臨床檢查與死後解剖的素材。公立醫院、屍體的大量供應、以及教學結構的改革，創造出適合發展病理解剖的環境。巴黎的訪客將他們所接觸的觀念帶回家鄉。

儘管難以逃脫巴黎的影響力，但我們仍舊要問，究竟巴黎在推動新醫院風格發揮多大的作用。1990年代的研究認為，所謂巴黎醫學在制度上與個人層次上的獨一無二，其實是個迷思。這個迷思部分要歸功於當時的人與後來的歷史學者長時間的建構。持不同看法的修正論者並未忽略大革命後的巴黎具備有利於變革的環境，但他們揭示出更為複雜的故事與編年紀事。

卡洛琳‧漢納威（Caroline Hannaway）與安‧拉伯格（Ann La Berge）在《建構巴黎醫學》（*Constructing Paris*

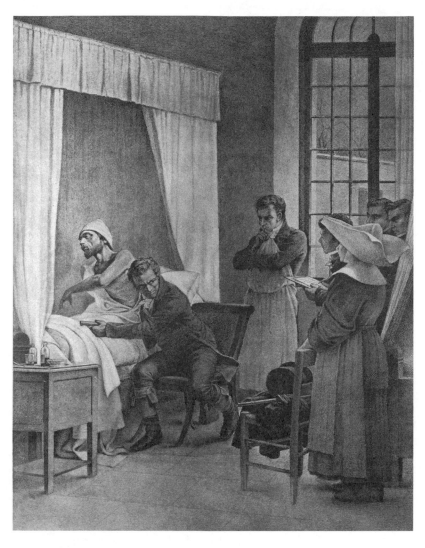

圖 6.4 ───何內・雷恩內克（René Laennec）於 1816 年
在巴黎的內克爾醫院（Necker）對一位病人使用聽診器。
這幅相當浪漫化的圖像把雷恩內克和聽診器（一根相當簡單的木管）連結在一起。
他手握聽診器，而其他關心的醫師和醫學院學生則在旁邊觀看。
圖像來源：Wellcome Library, London。

Medicine, 1998）一書指出，巴黎領袖超乎群倫的地位，
是如何在1790年代之後首度出現，並且在十九世紀
獲得推波助瀾。隨著德國醫學日益取得主導地位，法
國臨床醫師面對此一處境，為了保持其地位，因而強
調巴黎對醫學的重要性。巴黎醫學是被製造出來的，
此一概括名稱隱蔽了內部的爭論、多樣的觀點，以及
病房過度擁擠的現實，而正是前兩者賦予了巴黎活
力。只要往深處挖掘就可以看出，1794年之後的半
個世紀，巴黎的醫學與解剖學之性質，很難用單一觀
點概括之。

改變既不突然，也不如一般所認為那般深遠。
1789年之前的巴黎並不是化石，而早已是醫學與科
學研究的中心，醫學、科學與知識的菁英在巴黎聚
會，討論其發現。革命之前，巴黎醫學校的主要面貌
已經成形，而且在十八世紀末既有的醫學體制也受到
嚴苛的檢視。因此，在1789年之後巴黎所發生的事
情，並不是和過去的戲劇性絕裂。同樣的說法也適用
於解剖學對理解疾病的重要性，和它在醫師訓練過程
中的位置。新的觀念、技術與潮流並非無中生有。上
一節已經指出，在1789年之前，解剖學在臨床醫學
中所擔任的角色已經改變了。十六、十七世紀在巴黎
與倫敦，就已經出現對病理解剖學課程的支持。十八
世紀下半，許多歐洲外科醫師與醫師對於病理解剖學

已有程度不一的興趣。在倫敦，私立的解剖學校與醫院學校已經開始提供整合醫學與外科學的醫學訓練，並強調病理解剖學的重要性。在十八世紀中，實際解剖的課程已是常見的醫學教育特色，即使屍體的取得還是碰到了一些問題。

巴黎也不是唯一強調疾病的解剖定位以及病理解剖學的地方。從十七世紀中開始，醫師就在尋找能夠解釋疾病的基本病理生理原則（pathophysiological principles）。十七世紀倫敦的醫師已經定期在醫院解剖病人的屍體。在阿姆斯特丹也是如此，在尼可拉斯・圖普（Nicolaas Tulp）和希維爾斯的影響下，對死去的病人進行解剖檢查。在十八世紀，醫師與外科醫師日益用定位的、結構的與解剖的方式來看待疾病；他們當中有許多人覺得「經常解剖病人屍體大大有助於確定疾病的診斷與預後」。[5] 十八世紀生機論者的觀念、莫嘎尼以器官為基礎的病理學，和貝利對於組織病理學的興趣，與比夏的著作有許多相似之處。病理解剖學和組織病理學在英國吸引相當的注意。例如，愛丁堡的醫師威廉・庫倫（William Cullen）使用大體病理變化和症狀序列，建立其強調神經重要性的生理學概

---

5 引自 Philip Wilson, 'An Enlightenment Science: Surgery and the Royal Society' in Roy Porter (ed.), *Medicine in the Enlightenment* (Amsterdam: Rodopi, 1995), p.378.

念，對十八世紀的醫學思想產生相當顯著的影響。在不少方面，十八世紀有眾多的觀念互相激盪。

因此，巴黎臨床醫師對於解剖學、病理解剖學、觀察與解剖的強調，不是那麼地新穎。他們取材自十八世紀已經開始通行的觀念，帶來豐富的成果，並且賦予既有病理概念實用的形式。然而，將巴黎醫學脈絡化的新解釋並不會貶損其角色。大革命之後的巴黎提供了政治、物質及社會制度的架構，使得病理與臨床解剖學的新觀念，能夠蓬勃發展至歐洲其他地方所達不到的程度。在法國發生的改革，培養出一種氣氛，使得病理解剖學能夠獲得一群聽眾，並成為慣例。這些觀念之所以獲得認可，是因為法國訓練醫師的方式改變了，而歐洲其他地方又複製這些改變。因此，與其貶低巴黎的重要性或是強調它的獨特性，不如採取新的觀點，指出巴黎醫學和過去的連續性並挑戰原先的迷思。

✦ 巴黎之外的解剖學 ✦

關於解剖學以及病理解剖學對醫學與醫學教育的影響，相關敘述經常止於十九世紀初的巴黎。然而，解剖學與病理解剖學持續是十九世紀醫學與醫學教育的支柱。解剖學校在十九世紀初十分興盛。雖然隨著

醫院學校（hospital schools）和大學系所的興起，解剖學校開始走下坡，但解剖學與病理解剖學仍舊是正規醫療人員訓練的重要一環。解剖學系將此一知識體制化，有企圖心者則利用解剖學的教職，做為獲得高層位置的墊腳石。一般認為，病理解剖學和臨床觀察合作呈現出疾病的自然史，這是醫學知識得以進展的方法。這樣的研究取向在英國特別強。

越來越多的機構提供解剖課程，對屍體的需求也隨之增高，解剖學者不過問屍體是打哪來的。英國的屍體買賣達到新高峰。威廉‧柏克（William Burke）與威廉‧海爾（William Hare）這兩人常被視為是盜屍的代表。然而，他們從事的其實是另一種勾當。在 1827 年與 1828 年之間，柏克與海爾殺害了十六個人，把他們的屍體賣到愛丁堡的一間解剖學校。在柏克與海爾案發之後，盜屍者就開始被視為是潛在的謀殺犯。

破獲柏克與海爾的謀殺案，只是這個既有行業曝光最多的例子。在英國，解剖的屍體難求是公開的秘密。1820 年代，人們提出了許多不同改善屍體供給的方案。其中，效益主義改革者（utilitarian reformer）邊沁（Jeremy Bentham）提出的想法最獲官方重視。他借用巴黎的模式，勾勒出一套制度，其中屍體可以來自在濟貧的勞動收容所中死去的「無依無靠」窮人——

亦即那些沒有親人或朋友來領回的屍體。解剖和貧窮
聯結在一起,而這樣的關係過去只存在於解剖與犯罪
之間。儘管柏克與海爾的案例導致恐慌,當時適逢國
會選制改革引發激烈辯論,擱置了此一法案的立法,
直到新的盜屍案再度激起公憤和關於盜屍的辯論。
1832年通過的解剖法(Anatomy Act)納入邊沁的想法,
目的是要保護高尚的家庭、終止屍體買賣並增加屍體
供應。如此一來,濟貧法就成了官方的屍體供應者。
在這套辦法下,窮人的屍體被用來滿足解剖學者與醫
學教育者的需求。

1832年的解剖法引發窮人的憤怒,盜屍者則沒
落、邊緣化;隨著醫學生人數增加和屍體需求的提
高,又出現其他的安排來克服屍體的持續短缺。全國
性督察設法減少公開醜聞,並發展出一些藉口來增加
屍體的供應。來自醫學校的證據顯示,它們競逐屍
體,習以為常地接受來歷不明的屍體,或是利用與當
地勞動收容所或精神病院的合作,為了獲得屍體的穩
定供應,不惜違反善良風俗與解剖法的規範。歷史學
者認為英國屍體的供應不足,鞏固了倫敦醫學校的地
位,因為他們可以從自己醫院的太平間中得到足夠的
屍體。誠然,有一些私立學校無法適應新的形勢,但
情況不見得都是如此,也不該認為大都會必然居於主
導地位。

　　儘管解剖學與病理解剖學取得醫學與外科研究的骨幹位置，到了十九世紀中葉，其地位開始受到挑戰。若說十八世紀晚期與十九世紀初新的理解疾病方式，要歸功於解剖學家對於疾病定位的強調；生理學這門學科的興起，則提供了思考疾病進程的新方式。對於結構和功能的興趣，傳統上是分不開的，然而，越來越多重點是放在組織與細胞這些更為細微的結構，以及生理學的解釋。起初生理學具有臨床和解剖的性質，並且把焦點放在器官。然而，到了十九世紀中期，許多的醫學進展，像是對於消化的研究，越來越與生理學有關，也有賴於生理學建立基礎架構讓實驗得以進行。過去的研究興趣集中於解剖學教室、博物館與解剖室，而今更具實驗性質的研究取向被凸顯，強調實驗室與基礎科學對醫學研究的重要性〔參見〈科學〉〕。

　　雖然在十九世紀下半，實驗生理學和細菌學帶來關於疾病與身體運作的主要知識發展，這並不意味著解剖學與病理解剖學遭到邊緣化。隨著解剖學系的擴張，對於新建解剖教室與教學設施的投資持續成長。許多在十九世紀與二十世紀發展出來的新診斷技術，其基礎是病理與臨床解剖學的原則和疾病的定位。從X光到核磁共振影像（MRI），新的儀器是由解剖學的診斷觀點所發展出來的。顯微鏡應用鼓舞了組織

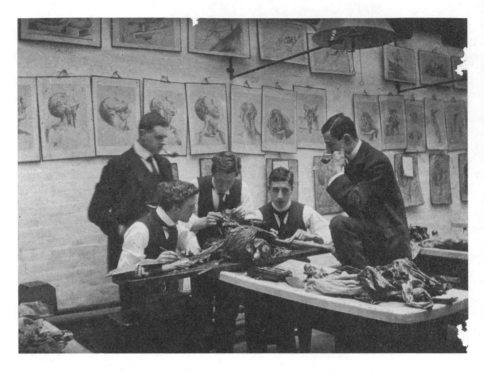

圖 6.5 ———解剖室內部。
圖像來源：Wellcome Library, London。

學研究，這有助於病理學細胞模型的發展；此一進展和德國的研究者有關，特別是魯道夫・維蕭（Rudolf Virchow）的著作。解剖學研究的持續影響力並不僅侷限於組織病理學和細胞病理學。解剖學的研究取向對於神經學學者，以及十九世紀晚期神經病理學的發展，都至關緊要〔參見〈精神病院〉〕。新的染色技術與系列切片（serial sectioning）技術，切片機（microtome）與整形外科重建術，刺激了對複雜結構（例如腦或胚胎）的新觀點出現。在解剖學、生理學、胚胎與病理學之間，密切的關係也被建立。儘管有這些貢獻，解剖學已不復十九世紀初的首席科學地位。這無損於它對醫學的重要性，只是顯示出解剖學地位的再度改變。

✦ 結論 ✦

直到十九世紀，解剖學占有兩個位置：它既是一場公開展示，也是解釋身體運作與疾病過程的方法。在文藝復興時期，它在正規醫療人員的訓練過程與理解疾病的方式當中，取得中心地位。即使解剖學經常帶有爭議性，它仍舊成為最具價值的知識、一種用來探討更廣泛的神學問題與哲學問題的方法，並有助於提出對身體的新看法。十八世紀對於疾病局部定位的日益強調，強化了病理解剖學和臨床醫療的關連，這樣的觀念形塑了巴黎醫學和醫院醫學

的研究取徑。雖然本章指出，巴黎做為病理和臨床
解剖學的中心位置應該受到質疑，但此種思考方式
的重要性則不容置疑。十九世紀上半，許多疾病理
解的新進展都和病理及臨床解剖學有關。檢視解剖
學與解剖活動，可以探討對身體與疾病的理解與概
念化。後面的章節將指出，要瞭解醫學教育體系的
新發展如何影響專業化、醫院的角色以及外科的性
質，檢視解剖學是非常重要的。

❖ 關於近現代的解剖學有一些很好的研究。對於文藝復興時代解剖學重要性的傳統評估，參見A.G. Debus, *Man and Nature in the Renaissance* (Cambridge: Cambridge University Press, 1978)。

　　Andrew Cunningham, *The Anatomical Renaissance: The Resurrection of Anatomical Practices of the Ancients* (Aldershot: Scolar, 1997)探討古典解剖學與文藝復興解剖學的聯繫。

　　Roger French, *Medicine Before Science: The Business of Medicine from the Middle Ages to the Enlightenment* (Cambridge: Cambridge University Press, 2003)檢視古典觀念如何受到挑戰。

❖ 關於華薩流思的角色，參見Nancy Siraisi, 'Vesalius and the Reading of Galen's Teleology', *Renaissance Quarterly* 1(1997), pp. 1-37以及Vivian Nutton, 'Wittenberg Anatomy', in Ole Peter Grell and Andrew Cunningham (eds), *Medicine and the Reformation* (London: Routledge, 1993), pp. 11-32。

❖ 對帕多瓦的研究，參見Cynthia Klestinec, 'A History of Anatomy Theatres in Sixteenth-Century Padua', *Journal of the History of Medicine* 59(2004), pp. 375-412。

❖ 關於威廉·哈維有相當多的研究文獻，不過一個好的起點是Andrew Wear, *Knowledge and Practice in English Medicine, 1550-1680* (Cambridge: Cambridge University Press, 2000)，此書探討周遭更廣的環境，以及解剖學和屍體解剖的貢獻。

❖ 關於病理解剖與巴黎對醫學的貢獻，參閱Michel Foucault, The Birth of the Clinic (London: Tavistock, 1973)這本開創性著作，以及Erwin H. Ackerknecht, *Medicine at the Paris Hospital,*

1794-1848 (Baltimore, MD: Johns Hopkins University Press, 1967)。

Dora B. Weiner, *The Citizen-Patient in Revolutionary and Imperial Paris* (Baltimore, MD: Johns Hopkins University Press, 1993) 和 Russell Maulitz, *Morbid Appearances: The Anatomy of Pathology in the Nineteenth Century* (Cambridge: Cambridge University Press, 1988) 做了進一步的分析。

Caroline Hannaway and Ann La Berge (eds), *Constructing Paris Medicine* (Amsterdam: Rodopi, 1998) 這本論文集，尤其是編者優秀的導論，勾勒出相關的史學史。

❖ 關於屍體解剖與盜屍，Ruth Richardson, *Death, Dissection and the Destitute* (London: Penguin, 1989) 仍是關鍵著作。

Elizabeth Hurren, *Dying for Victorian Medicine* (Basingstoke: Palgrave Macmillan, 2011) 對這些主題在 1832 年解剖法通過後的發展，提出細膩的解讀。

❖ 關於十九世紀解剖學的著作較少，但關於解剖學對醫學教育重要性，Susan Lawrence, *Charitable Knowledge: Hospital Pupils and Practitioners in Eighteenth-Century London* (Cambridge: Cambridge University Press, 2002) 和 Thomas N. Bonner, *Becoming a Physician: Medical Education in Britain, France, Germany, and the United States, 1750-1945* (New York and Oxford: Oxford University Press, 1995)，提供好的理解起點。

CHAPTER 7
外科

SURGERY

寫外科史並不難，外科宣稱它有許多英雄事蹟和充滿男性氣概的外科醫師。我們也可以寫出一部關於經驗進步的故事，敘述新技術與新科技的採用，強調外科的突破。這樣的研究路數強調的是外科的轉變，從近現代時期的極度疼痛與強調外科醫師的速度，到十九世紀麻醉與抗菌法（antiseptics）的先鋒如何取得英雄勝利。然而，外科史遠遠不僅止於此。歷史研究揭露出一個更加充滿爭議的歷史，在科技、實作與專業化之間有著複雜的關係；外科反映了專業目標和身體理論以及社會經濟、文化、政治與機構的脈絡；外科知識在這些脈絡中被建立起來，而外科手術也是在這些脈絡中執行。本章是外科史導論，它探討外科知識與實作的性質在過去五百年間如何演變。本章挑戰外科知識和實作以線性方式進步的觀念，進而探討為何外科知識與實作的改變，既非必然也不平順。

✦ 理解創新與實作 ✦

　　雖然今天已經很少有醫療史學者會以實證的方式敘述外科，但是仍然有個趨勢是把焦點放在外科的成功、菁英外科醫師、或是科技的影響與新手術方式的引進。結果，對於這些新手術方式是如何發展出來

的，我們所知不多；我們也不明白為什麼有些新的手術方式得到採用，而有些卻遭到放棄。克里斯多佛・勞倫斯（Christopher Lawrence）在《醫學理論、外科實作》（*Medical Theory, Surgical Practice*, 1992）鼓勵歷史學者檢視，外科問題是如何被界定的，外科醫師是如何發現、改良或發明技術，而這些技術又如何獲得採用。湯瑪斯・施力奇（Thomas Schlich）拓展此一研究取向。他認為應該視外科史為「專業發展、概念發展與技術發展交織而成的歷史」。[1]

施力奇的研究路數提出一個有用的模型，來理解外科如何隨著時間而改變，不過他所構想的外科史還可以進一步擴展，將其他因素納入考量。外科實作會產生意義，或者更精確地說，會產生多重的意義，它不只影響對疾病的看法，也會影響外科的研究方向和認知。在個人的層次上，外科醫師追求名聲的欲望，以及他們個人的技巧，影響了創新及其採用。也不該低估世代的問題，老一輩的外科醫師經常固守他們熟悉的舊方法。即使這並不意味他們必然會抗拒新的手術步驟，但是這會確保外科實作的延續性，而這點常被忽視。機構的脈絡，特別是醫院對醫學日益增加的

---

1 Thomas Schlich, 'Emergence of Modern Surgery', in Deborah Brunton (ed.), *Medicine Transformed: Health, Disease and Society in Europe, 1800-1930* (Manchester: Manchester University Press, 2004), p. 61.

重要性〔參見〈醫院〉〕，進一步形塑了外科。外科進入
醫院不止影響其教學，也對科技及其他創新的引進方
式有所影響。歷史脈絡還以其他的方式影響外科。例
如戰爭創造出新的需求，使得新的做法成為必需，
其中有些又被轉化到承平時期使用〔參見〈醫療與戰
爭〉〕。二十世紀的政府透過國家資助的醫療服務、研
究，以及對醫學創新的安全管制，對外科實作的影響
日益重大，而這種影響力不僅限於外科醫師所能取得
的財務資源，也包括執行外科的場所。此外，發展義
肢的醫療公司，以及病人權益運動等，同樣形塑了外
科醫師的世界。

　　因此，外科的歷史可視為是專業發展、概念發展
與技術發展的互動，還要加上個人與世代的議題、制
度的脈絡與外在的需求。這帶來的是一系列重疊而複
雜的關係。

✦ 地位和訓練 [2] ✦

　　人們對外科的認知，以及外科醫師接受的訓練，
都會影響特定外科手術能否執行、以及對外科的接受

2　本節取材自 Christopher Lawrence, 'Divine, Democratic and Heroic',
in Christopher Lawrence (ed.), *Medical Theory, Surgical Practice: Studies
in the History of Surgery* (London: Routledge, 1992）, pp.1-47.

程度。然而，正如勞倫斯在《醫學理論、外科實作》這本書所指出，要釐清這些議題並不容易，因為整部外科史都因外科醫師使用的修辭而變得複雜。有關外科的大多數證據，都來自於企圖以特定方式呈現歷史的菁英外科醫師，其說法強調外科的進步，稱頌外科的成就與他們那個時代的外科英雄，使得外科總是被聯想到現代性與突破性進展。

外科成為一門專科源自於十三世紀。1215年天主教第四屆拉特蘭議會（the Fourth Lateran Council）堅持高階的教士不能從事流血工作，而這些人正是醫學研究的主力。因此外科成為俗民的領域，發展出和醫科不同的組織形式，這點在北歐特別如此。受過大學教育的醫師所執行的內科醫學，有別於外科醫師掌理的外部操作，雖然在實際操作的層次上，兩者界線經常模糊不清。此一區分體現於近現代時期外科醫師的執照制度。中世紀出現了規範職業的行會，透過學徒制與發放執照來確保執業者的基本能力〔參見〈專業化〉〕。由於同屬行會結構，外科因而連結到其他的手藝，像是理髮師、洗浴師與雜貨商。外科行會試圖執行行規，並提升合作敬業的精神，然而，外科醫師受訓的方式也使人聯想到生意與手工技藝。和醫生不同的是，想當外科醫師的人必須要先擔任一位合格師傅的學徒；例如，在英國就必須實習七年，在符騰堡（Württemberg）

則必須實習三年。外科醫師的訓練方式具有開店做生意的性質，批評者則將外科醫師比擬為未受教育的屠夫。外科實作被認為有損身分且帶來玷汙，部分原因在於外科處理的是生病的肉體，另一部分原因則是，許多鄉下外科醫師同時也從事刮鬍理髮的工作。

然而，把各種不同類型的外科醫師都混為一談、當成單一的職業團體，會掩蓋內部的分化。外科醫師之間有其位階：近現代時期外科醫師的範圍，涵蓋鄉村理髮師到菁英外科醫師，認定所有外科醫師都地位低下是過度概括。雖然許多外科醫師的社會地位比醫師低，但也有不少外科大師是飽學之士。菁英外科醫師試圖和手工及開店營業的污名保持距離，強調經驗與學問是外科醫師的標誌，並限制理髮師從事外科活動。他們強調養生（regimen）與藥物的價值，試圖拉近外科和書本學問及醫學的距離。十六世紀與十七世紀對解剖學的興趣大增，啟發看待身體的新方式，對外科醫師有利，因為大家開始重視以經驗和觀察做為知識的來源〔參見〈解剖學〉〕。戰爭進一步延伸外科的領域。海軍與陸軍的外科醫師發明新的技術來處理更複雜的傷口，而隨著外科醫師在軍醫學中扮演新的角色，他們的地位也隨之提升〔參見〈醫療與戰爭〉〕。此一趨勢有助於一批新的、有學問的外科醫師嶄露頭角，他們的實作以解剖學、養生法與醫學為基礎，而

且這還鼓勵了用外科角度來看待內在疾病，此一觀點將在十八世紀晚期主導醫學。

外科醫師強調改良的重要性，藉此來強調他們的地位，並且爭取那些害怕手術疼痛的病人。雖然個別外科醫師的名聲，主要來自於他所擅長的手術；十八世紀的外科醫師強調，整體來說，外科是一種高尚的職業。他們採用的做法之一，是宣稱早期的外科非常粗糙，但是到了十八世紀就變成一門科學與藝術，具體呈現了觀察與經驗的啟蒙運動價值觀。

此一轉變的關鍵，在於外科思維在醫學中的影響力日增。雖然整體論的身體觀仍舊存在，但十八世紀日益以局部定位、結構與解剖的方式來看待與理解疾病。病理解剖學和醫院功能的改變，帶給外科醫師新的權力，以及看待疾病的新方式〔參見〈醫院〉〕，外科菁英則利用病理解剖學和醫院，來肯定他們在理論與科學上的可信度。像法國的尚路易‧博帝（Jean-Louis Petit）與倫敦的漢特兄弟，這類十八世紀的外科醫師強調外科的科學性，對當時的外科醫師影響頗深。菁英外科醫師和光憑經驗、沒有理論知識的醫療形象保持距離，並且用外科手術房和解剖教室來展現他們的知識，以此建構其專業身分。他們善於利用醫院臨床訓練的潛力，並且強調觀察與實驗對外科知識建構的

關鍵作用，以強化外科的科學形象。

醫學的性質如此轉變，不只提高了外科的地位，還因為更加強調正規教學，而影響了醫師和外科醫師的訓練方式。十八世紀建立新的外科訓練中心與私立學校，像是倫敦的漢特兄弟與巴黎的皮耶約瑟夫・迪索（Pierre-Joseph Desault）所設立的學校，很快就取得重大名聲。他們得益於解剖學講座和實際示範的需求增加，而這又來自於醫療人員為了在日益競爭的醫學市場改善自身機會所做的努力〔參見〈專業化〉〕。即使在信奉天主教、保守且醫療改革緩慢的西班牙，也有新的外科學院的出現；這些機構的訓練方法不同於過去。隨著外科課程需求的增加，一些新的外科學校隨之設立，像是 1788 年在馬德里設立的皇家外科學院（Royal College of Surgery）。這加速了學徒制的沒落，也削弱了外科和生意買賣的聯想。

越來越多這類的學校和醫院建立起關係，萊登、愛丁堡、倫敦和巴黎則成為外科教育的主要中心。到了十八世紀晚期，醫院學校成為創造醫學與外科知識的焦點〔參見〈醫院〉、〈解剖學〉〕。這些學校的學生巡視病房、觀察病人與進行解剖，並出席課堂講座。醫院對學生與外科醫師都有利，在醫院中可以遇到適合外科介入的意外傷害與緊急案例，解剖所需的屍體也

穩定供應，這些都有利於訓練敏捷的手藝與外科技術；此外醫院也有足夠病人供觀察與展示，私人開業或學徒制就無法獲得這樣的機會。外科醫師成功掌控醫院學校，以取得這方面的資源；他們越來越強調其技藝不只是經驗手藝，而是以解剖學和生理學為基礎的科學，而這兩門學科則是醫院教學訓練和理解疾病的新支柱〔參見〈解剖學〉〕。

到了十九世紀初，菁英外科醫師開始與醫師進行學術與地位的競爭。英國的外科醫師院在1800年改名為皇家外科醫師院（the Royal College of Surgeons），就象徵這樣的改變。隨著外科醫師支持的病理解剖學學風，成為疾病知識與醫學教育的基礎，內科和外科日益在醫院附屬的醫學校一起教學。如同1794年之後巴黎在訓練制度上將內科與外科合一，外科醫師主張的觀看身體方式擴展了其能力，並將其地位提升為理性科學的醫療人員。這樣的進展在德語系的邦國較為緩慢，因為理髮外科醫師（barber-surgeon）這個傳統行業，在那裡與受大學訓練的外科同時並存。

醫學與醫學教育在十八世紀末與十九世紀初的改變，裂解了舊有的醫療人員區分。在西班牙，外科醫師曾經是激進分子和改革家，現在他們則是溫和派與菁英分子；而十九世紀初期某些菁英外科醫師，像是

英國的約翰‧亞伯尼希（John Abernethy）或亞斯特利‧
庫伯（Astley Cooper），取得名流地位。十九世紀的一
些技術進展，加上將內部疾病重新界定為外科問題，
進一步提高外科醫師的地位。透過麻醉法和抗菌法，
外科結合了科學、英雄氣概及醫院開刀房。成功的外
科醫師所取得的社會聲望，足以和上流階層並駕齊
驅，而菁英外科醫師也如此自視。

到了1930年代，外科進入了黃金時代。此時強
調的是科學，對於外科所需要的精巧手藝則保持低
調，以避免外科僅是開刀的印象。外科醫師成功地和
現代精密複雜的醫院醫學結合，得以進入醫師和科學
家的行列。菁英外科醫師確保了英雄地位，這點反映
在1945年後的媒體報導以及心臟手術和器官移植。
開創性（且成功）的外科技術，提高了醫學的普遍聲
望和大眾信心。日益細密的專科分化，創造了新型的
外科英雄，像是腦外科醫師、心臟外科醫師等等。這
種樂觀氣氛，鼓勵進取的外科醫師爭相成為新技術的
開創者。有時候這會導致幾近魯莽、大膽的做法，但
在大多數時候外科的形象是迅速治療和拯救生命。

外科醫師看似無懈可擊的地位並沒有持續很久。
到了二十世紀晚期，此種樂觀精神和外科的英雄形象
受到挑戰。外科受到越來越多的檢視。媒體攻擊個別

外科醫師的作為，而越來越多的醫療糾紛訴訟增添了外科醫師的焦慮。外科仍舊被塑造為醫療奇蹟的提供者，但外科醫師感到倍受威脅。外科醫師的醫療位階在過去五百年向上提升，成為現代英雄，但二十世紀晚期的事例顯示，這樣的地位並非高枕無憂。

✦ 外科醫師的技藝：1500-1700 ✦

有一種看法認為，外科在十六與十七世紀沒有重大的改變；外科的性質和組織方式仍近似中世紀的做法。這段時間出版的外科著作不多，而義大利中世紀的著作，像是羅傑・富魯加德（Roger Frugard）的作品，仍舊影響著外科醫療。來自菁英外科醫師的證據顯示，近現代外科偏向保守，並專注於透過身體外部的操作來進行身體的維持和修補。外科不如想像般的粗暴，外科醫師和他的病人都對疼痛很敏感。由於缺乏控制疼痛的適當方式，大多數的手術都是小外科（minor surgery），而且通常包括術前與術後的漫長治療。雖然這並不意味著當病人生命受到威脅時，例如發生壞死或受到嚴重的傷害，外科醫師還是會避免大膽或廣泛的手術；然而，從有限的證據顯示，外科醫師大多是治療常見、急性但很少有生命危險的病情。他們處理意外、接骨、縫合與包紮傷口、放血以及處理腎結石（這是在十九世紀之前常見的病痛）。皮膚

55

也是外科醫師治療的範圍，因此他們治療燙傷，刺破
水泡與加以包紮。精巧的手藝與解剖知識是必需的，
但是能有效治療的病痛有限，使得許多外科醫師不願
意在技術上和理論上多做發展。

　　雖然醫師與外科醫師的領域有別，但分隔兩者的
界線並不清晰。外科醫師與醫師理解身體與疾病的方
式有其相似性。雖然外科醫師採取一種比較局部定位
的認知，他們都共享以體液學說為基礎的古典醫學知
識。正如上一節所指出，菁英外科醫師熱衷強調此一
共同傳承，和醫學建立關係來改善地位。即便很難斷
定這些觀念對實作有什麼樣的影響，然而外科醫師是
近現代歐洲最為常見的醫療人員，他們執行廣泛的醫
療工作，其中有許多並不屬於外科的範圍。許多外科
醫師處理疾病的外在表現，開立口服藥方，並且積極
從事衛生工作與治療性病。他們涉入醫學，修正了一
般認為近現代時期不同類型醫療人員有著嚴格區分的
看法。

　　近現代外科也不守舊。十五世紀火藥的使用使得
外科必須改變。而到了 1500 年之後，外科再度強調要
以學問為基礎。外科從醫學借取資源，強調養生法與
藥物的價值，並且利用印刷術出版以方言寫作的外科
文本，像是彼得‧羅（Peter Lowe）的重要著作《論外科

的整體藝術》（*Discourse of the Whole Art of Chyrurgerie*, 1597）；雖然要到十七世紀，才普遍出現著名法國外科醫師安伯西·巴黑（Ambroise Paré）那樣對於手術細節的描述。外科醫師也參與了十七世紀解剖學的復興與哲學辯論〔參見〈解剖學〉〕。他們觀察解剖並且在病人死後進行檢查，以瞭解創傷與疾病帶來的後果，如此一來，將他們的工作與新的知識型態連結在一起。隨著外科越來越積極介入，技術也出現有限的改變。法國與義大利的外科醫師，像是巴黑、山托（Santo）與塔格利亞科西（Tagliacozzi），擔任了引人注目的創新角色。例如，逐漸放棄用沸油燒灼傷口的做法，而這主要是因為病人的抗議。白內障手術與移除膀胱結石的手術都獲得改良。然而有些創新，像是錢伯蘭家族（the Chamberlain family）所發明的產鉗，或是柯洛特家族（the Colot family）用來移除膀胱結石的步驟，仍舊保持機密。創新以及對既有手術方式的改良，部分該歸功於外科強調經驗與實用的修辭，但部分的動力則來自吸引病人的需要。

外科醫師對解剖的復興有所貢獻，並且和醫學分享共同的疆界，但病患疼痛的問題與審慎的必要，仍侷限住外科的發展。解剖學和外科實作有何關係很難解答，而大多數的外科治療都是保守的，除非必要，否則外科醫師不會從事危險而複雜的手術，這是為了保護自己的聲望，避免受到指責。近現代外科以審慎

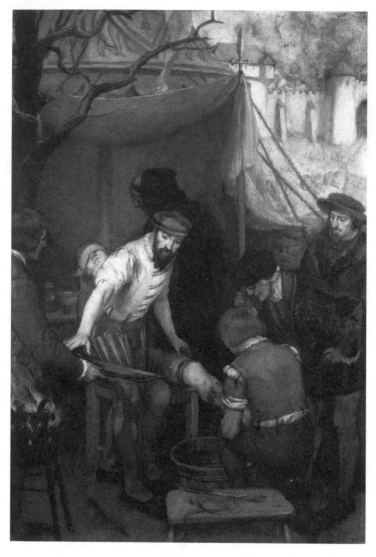

圖 7.1 ———安伯西・巴黑（Ambroise Paré）在布蘭維利耶（Bramvilliers）
的包圍戰場上，於截肢手術時進行血管結紮。
該油畫由爾尼斯特・波爾德（Ernest Board）所繪，約成於 1912 年。
圖像來源：Wellcome Library, London。

聞名，原因或許在此。

✦「劇痛的年代」？十八世紀的外科 ✦

　　十八世紀的外科常被形容為一種血腥粗暴的藝術，十九世紀的外科醫師為這樣的看法背書，藉此強調自己帶來多大的進步。但此一形象扭曲了對於十八世紀外科的看法。確實有些外科醫師仍舊從事刮鬍理髮的工作、進行大膽的手術，並且經常為病人放血。然而，隨著外科與內科的疆界越來越模糊，專業角色出現重疊。大多數歐洲國家，外科醫師擔任提供一般健康照護的重要角色，對外科醫師的調查記載以及機構的紀錄顯示，他們的工作範圍很廣。大多數外科醫師從事清潔傷口、治療發炎與膿瘍、塗抹藥膏或包紮繃帶。放血、治療腿瘡和慢性感染是外科醫療的主要工作，而治療性病則是外科利潤豐厚的一個分支。在外傷和骨折很普遍的時代，需要外科醫師來治療骨折和處理意外事件。透過簡單的療程，外科醫師能夠紓緩或治療許多常見的病症。

　　然而，影響外科的不只是外科醫師。病人一開始通常會要求用非外科的方式來紓緩或治療他們的病痛。結果有些病況會日益惡化，直到非得訴諸外科不可。由於必須承擔後果，外科醫師傾向於小心謹慎。

即便訴諸外科無可避免，所能達到的效果也有限。要減少失血和創傷，速度是首要。身體某些部位，像是腹部，被認為感染風險極大，太過危險不適合進行手術。重大外科手術通常是最後的手段：只有為了對抗壞死才會進行截肢，或是傷勢嚴重以至於沒有其他方法可選擇。外科醫師迴避危險、耗時的手術，避免高死亡率，怕會影響他們的生意。

這並不意味十八世紀是外科貧瘠的年代。它是外科的轉型期，引進了一些新的技術，這點從法國皇家科學院（the French Royal Academy of Science）的出版品可以清楚看到。皇家科學院代表法國的外科菁英，其出版品讚揚新的手術方法、重建手術（reconstructive surgery）以及新外科器械的研發。隨著新的器械、做法與身體模型的出現，加上醫療需求的增加，開始出現新的外科學科。法國外科廣受推崇，尤其受到英國外科醫師的讚賞，後者想要效法巴黎外科醫師歸納式的科學方法。例如，博帝發展出新的截肢手術方法，有效使用止血帶來減少失血；他的同胞傑克·戴維爾（Jacques Daviel）發展出將模糊的眼球晶狀體取出的方法。英國外科也發展出新的技術和手術方法。以威廉·卻絲頓（William Cheselden）的《論結石手術》（*Treatise on a High Operation for Stone*, 1723）一書為代表，出現大量關於膀胱結石手術的文獻。既有的手術步驟得到改良；對於常

見的病痛發展出更好的治療方法，像是迪索對骨折的治療法，或是處理疝氣的方式。結果外科醫師專業地位逐步提高，以及出現產科或眼科等新的外科專科。

然而，正如之前所指出，外科權威的提高並不只是技術純熟或創新的結果，還要考量外科和新的身體觀的結合〔參見〈解剖〉〕。解剖學的進展提供外科醫師知識學理，而解剖示範則強化他們的集體認同。隨著病理解剖成為理解疾病的關鍵，歐洲外科醫師站到最前線主張這種新疾病觀，為改革正規醫療人員的訓練方式提供基礎。

✦ 造就現代外科：1800-1900 ✦

十九世紀常被形容為現代外科演進的關鍵時期。這種解釋不只偏好某種進步模型，而且把焦點放在以醫院為基礎的醫療，以及十九世紀醫院和外科建立的密切關係。對個別外科醫師而言，醫院的職位確實會帶來專業地位。手術設備有所改善，而到了二十世紀初，醫師和病人都偏好在醫院從事複雜危險的手術。因此，在許多方面，醫院所提供的脈絡，讓新的技術和新的外科專科得以引進。醫院組織健康照護的方式、它和醫學教育的關係，以及它的經費來源，對創新至為緊要。

隨著醫院對於外科創新的重要性增加，歷史學者傾向把焦點放在與醫院有關的外科發展。這是個相互的過程：醫院是造就外科革命的技術進步關鍵；外科則有助於重新構想醫院這個醫療空間，這樣的發展提升了醫院的地位，並創造出機構照護的需求〔參見〈醫院〉〕。因此故事的焦點是，新步驟和科技進展帶來配備必要技術設施的新手術房。麻醉和抗菌法被標舉為此一進步的關鍵因素，也是外科的英雄里程碑。麻醉使得更漫長的手術和更複雜的步驟變得可行；抗菌法則讓身體最內部的部位得以接受手術，而無需擔憂感染。這樣的敘述帶來一種實證的觀點，強調偉大人物的成就。雖然麻醉與抗菌法確實減少了外科的危險性及增加其可靠性，並且使得外科成為可行的治療選項，然而它們的影響和採用卻並不那麼簡單。它們不是單一的事件或突破，而是曾經遭到抗拒，並經過一系列的修正過程。下一節將探討此一過程，以及外科治療如何引起爭議。

✦ 外科革命：麻醉與抗菌法 ✦

氯仿（Chloroform）麻醉法被認為是現代外科的基石，俾利十九世紀外科醫師宣揚其能力。在 1840 年代引進氯仿之前，手術的速度對於減少疼痛、休克和失血至為重要；這對外科造成限制。然而，關於

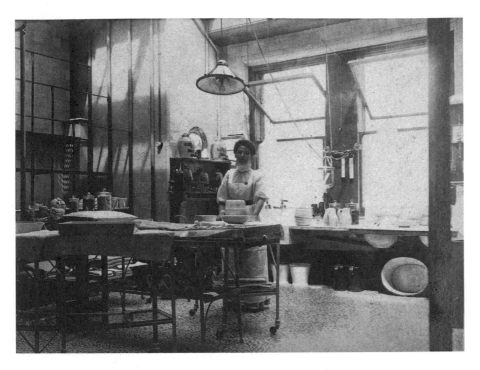

圖 7.2 ———倫敦聖巴托羅謬醫院（St Bartholomew's Hospital）的外科手術房，
時間約為 1890 年。
圖像來源：Wellcome Library, London。

1840年代之前的外科醫師粗魯駑鈍的印象，是需要修正的。十八世紀的外科作者討論減少疼痛的必要，並提出減少其強度或時間的實用方法。在1840年代之前，各式各樣的藥物被用來處理疼痛問題，包括鴉片製劑和酒，雖然後者主要用來補充病人元氣。這兩者的效果都不穩定，也不令人滿意。歷史學者探討為何麻醉會在1840年代出現，例如法國外科醫師維爾普（Velpeau）就討論過無痛外科的可能性，而化學家和醫療人員也注意到某些物質（包括乙醚）的麻醉性質。然而，歷史學者史蒂芬妮・史諾（Stephanie Snow）在《無痛手術》（*Operations Without Pain*, 2006）一書指出，只有典範轉移，外科醫師改變他們對疼痛的態度，才使得麻醉得以可能。艾莉森・溫特（Alison Winter）則認為梅思美術（mesmerism）[3]——運用動物磁力造成病人催眠狀態的做法——及其減輕疼痛的潛能，使人注意到受苦這件事。溫特在《梅思美》（*Mesmerized*, 1998）一書指出，梅思美術這類做法對正統醫療人員構成威脅，而促使醫療人員求助氣體化學與減輕疼痛的方法。這並不是說之前沒有舒緩疼痛的需求：十九世紀

---

3 〔譯注〕德國醫師梅思美（Franz Mesmer, 1734-1815）倡導動物磁性論（animal magnetism），利用「磁性力量」治療病人疾病，在歐洲有不少追隨者與信服的病人，但被正統醫學視為危險的異端和詐術，又稱梅思美術。Mesmerism有時被譯為「催眠術」，但今日的催眠只是梅思美術諸多治療手法之一，因此這裡仍翻譯為梅思美術。

早期的外科醫師已經在擴張他們的手術技巧，執行需要在手術台上花更多時間的手術。在這樣的情況下，有效的止痛方法日益具有吸引力。

1846年兩場在乙醚麻醉下進行的手術被譽為是無痛手術的肇始，第一場是在波士頓的麻州總醫院（Massachusetts General Hospital, Boston），第二場則是在倫敦大學學院醫院（University College Hospital, London）。接下來有許多人爭相宣稱麻醉的方法是他們發現的。短短幾個月內，此一新技術在巴黎、伯恩、柏林以及澳洲都受到採用，醫生和大眾則論辯疼痛控制。醫界開始尋求新的麻醉藥和方法，做法則由淺層麻醉（病人常常還清醒著）到深層麻醉，還發展出局部麻醉技術以及由脊椎注入麻醉的方法。麻醉使得外科醫師重新思考他們的方法：外科醫師不再只注重速度和敏捷，而有更大自由度來進行更有系統的手術。

麻醉常被說成是現代醫學水到渠成的現象，一提出來就廣受歡迎。這並不是事實。麻醉並沒有馬上解決外科醫師所面對的問題：恐懼、技巧、實用、成本和術後照護，仍舊是重要的關切。不同醫院的證據都顯示，在1846年之後，執行手術的數量並沒有戲劇性的增加，也不是所有的手術都在麻醉下進行。醫療期刊記載了許多重大手術，是在沒有使用乙醚和氯仿

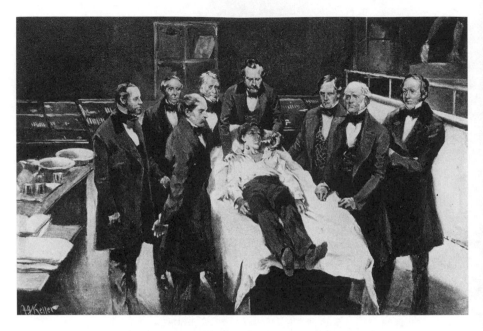

圖 7.3 ———波士頓的麻州總醫院（The Massachusetts
General Hospital）在 1846 年第一次示範外科麻醉術。
此圖為華盛頓·艾爾（Washington Ayer）在 1897 年所繪。
圖像來源：Wellcome Library, London。

的情況下進行的。便利性、病人的年齡性別與職業、手術的嚴重程度、地點和成本，都會影響麻醉的使用與否。

麻醉的採用是緩慢的，這反映了世代的差異，但麻醉也具有爭議性，特別是在 1846 至 1860 年之間，對於其風險的討論，遠超過對於其好處的討論。公開辯論之初，梅思美術以及透過寒冷來造成麻痺效果，被視為可行的其他選項；以化學方法導致無知覺則遭到公開反對，並提出麻醉對病人帶來的風險問題，特別在刊布了心跳中止引發猝死的報告之後。有些醫師擔心麻醉可能會影響傷口癒合；另外有些外科醫師則擔心麻醉會使得他們的工作不再具有男性氣概。有些批評者擔心，使用麻醉會增加外科醫師對失去意識之病人的掌控，而導致過度或不必要的手術。還有其他的關切被提出，特別是在生產過程中使用麻醉法，擔心它會影響所謂自然的功能運作。反對聲浪在 1860 年代開始消退。因此，並非一開始就無異議接受麻醉法，它引進的過程受到許多質疑，要到 1860 年代，病人的需求與菁英外科醫師的支持，才一起減少了反對的聲浪。

麻醉法被認為是現代外科的濫觴，抗菌外科手術則被視為是最後的突破。抗菌外科手術和麻醉法結

合，一般認為提供了安全而不受限制的手術前所未有
的機會。抗菌法確實帶來改變。術後感染減少，手術
的性質與手術進行的環境也有所不同。外科醫師變得
更有企圖心，其中有些人實驗新方法並逐步改良，有
些人則更為大膽魯莽。

　　抗菌外科手術的演變，需考量其脈絡。在十九世
紀中葉之前，很容易找到骯髒而令人噁心之手術步驟
的例子；但過度強調這樣的狀況是不智的。術後的傷
口總是會有可觀的交叉感染風險。十九世紀初的外科
著作常開門見山探討感染問題，也引進減少壞死的方
法。到了 1840 年代，外科醫師被敦促要採取乾淨的
手術作業，和有助於傷口癒合的治療方法；然而到了
1860 年代，術後感染的程度成為主要關切。英國醫
院的死亡率──經常被稱為醫院病（hospitalism）──
似乎失控了。好幾種解決方案提出，大致反映了兩個
對立理論：接觸傳染論（contagion theory）和瘴氣傳染
論（miasma theory），他們分別解釋了感染如何發生與
傳播。雖然在實作上，這些傳染理論有所重疊，但它
們分別提出了預防術後感染的不同解決方案。

　　受到接觸感染論影響的外科醫師，其工作假設
是：與感染源接觸會散播疾病，因此他們相信必
須移除受到感染的物質。維也納的史莫懷哲（Ignaz

Semmelweis）基於這樣的觀點，對產褥熱如何在生產後的婦女之間傳播進行觀察。他在1848年宣稱，只要醫生在檢查婦女之前用肥皂和清水洗手，就可以預防這種熱病。雖然史莫懷哲的做法常被認為是無菌步驟的第一個範例，但當時他的影響非常有限。

接受另一方的瘴氣學說的那些人則主張，感染是由空氣中的有毒粒子與不衛生的環境所傳播，解決方案在於環境的改善。衛生運動者已經注意到醫院病房充斥著類似腐敗肉品的噁心臭味，並將之歸因於不健康的環境、缺乏新鮮空氣和過度擁擠。英國護理改良者南丁格爾（Florence Nightingale）在《醫院筆記》（*Notes on Hospitals,* 1863）推廣的解決方案是，醫院建築應該遵循亭閣原則（pavilion principle），以利清潔空氣的流通。還有些人則強調改善清潔條件與衛生條件以避免術後感染，因此，支持牆壁塗白漆與更嚴格地清潔開刀環境裡的一切事物。

儘管「清潔派」激起了相當多的討論，但真正主導抗菌法故事的是英國外科醫師約瑟夫・李斯德（Joseph Lister）。[4] 歷史學者拜能（W.F. Bynum）在《十九

---

4 〔譯注〕李斯德主張傷口感染是由病菌感染所引起，必須以他所設計的滅菌法來消滅可能感染傷口的病菌。所謂清潔派（clealiness school）則對於傷口感染的原因看法不一，有人認為是瘴氣、有

世紀的科學與醫療》(*Science and the Practice of Medicine in the Nineteenth Century, 1994*)一書宣稱,這是因為較諸前輩,李斯德的抗菌原則更加以醫學科學為基礎;然而,克里斯多佛‧勞倫斯與理察‧狄西(Richard Dixey)則認為,李斯德的聲望主要建立在宣傳之上;[5]後面這種看法或許更接近事實。這是個大家所熟悉的故事。李斯德在格拉斯哥(Glasgow)發明他的抗菌方法,用消毒劑殺死出現在傷口的感染因子,並在1865年進行他第一次的抗菌手術。他的原則是使用抗菌劑(石碳酸)。李斯德的體系(在1867年首度出版),目標是要排除病菌,雖然李斯德要到後來才使用巴斯德的細菌學說來正當化他的做法。李斯德這樣的說法,使得歷史學者視其方法為病菌學說(germ theory)在外科的應用。

李斯德的做法確實引起相當注意。他透過教學培養出一批弟子,對外傳播其抗菌做法。英國和歐洲的

人認為是類似酵素或毒素的感染原,也有人認為是病菌,乃至主張傷口感染不是單一因素所引的,而和上述原因都有關。但不論原因為何,清潔派主張保持清潔是預防傷口感染的關鍵。清潔派大多不會嚴格依循李斯德所提出的複雜作法,其中有些人會用煮沸的熱水來清潔器械。清潔派的病房往往也成功地減低傷口感染。關於清潔派,參見以下所引用 Michael Worboys, Christopher Lawrence and Richard Dixey 等人的著作。

5 Christopher Lawrence and Richard Dixey, 'Practicing on Principle: Joseph Lister and the Germ Theories of Disease', in Lawrence, *Medical Theory, Surgical Practice*, ibid, pp. 153-215.

醫師都來拜訪李斯德，親身觀摩他的做法。德國外科醫師特別信服他的方法，還針對過去手術死亡率很高的身體部位，發展出新的手術方法。例如湯姆斯·比爾諾斯（Thomas Billroth）發展的腸胃外科手術，就大為依賴李斯德的方法。腹腔與胸腔手術變得更為普遍，傳統手術變得更為安全。抗菌法對醫療的影響並不限於開刀房，從1880年代起，藥房開始銷售局部使用的抗菌劑，可在一般科或在家裡使用。針對一般科醫師所出版的手冊，則解釋抗菌步驟該怎麼執行。

傳統的說法有幾個問題。李斯德的聲望和貢獻是複雜的建構產物，他的工作必須放在當時的脈絡中，並考量其他外科醫師的所作所為，而抗菌法的原理與使用方式如何演變也需一併考察。就許多方面而言，李斯德不是一個先鋒或創新的大發明家，而是轉型期人物；例如他使用石碳酸並不是那麼革命性：當時早已有人在使用松節油、酒精和石碳酸來對付傷口感染。李斯德的方法也非毫無爭議，有人批評他太過於專注局部的傷口處理，以及他的做法太過複雜而不實用；清潔派宣稱，他們以更簡單的方法達到相同的效果。雖然這場辯論刺激了外科照護的改良，但反對李斯德的聲浪相當持久。李斯德並不是直接導致病菌學說廣被接受的金光大道：醫師起先抱持懷疑的態度，而細菌學說要到1880年代才站穩腳步。正如麥可·

沃伯依思（Michael Worboys）的《散播病菌》（*Spreading Germs*, 2000）更為細膩的探討指出，李斯德的觀念和病菌實作（germ practices）有密切關聯。病菌學說的引進，是環繞著李斯德所採取的這些實作以及實驗方法。6

李斯德的追隨者提出一個特別的敘事，讚揚李斯德擔當的角色，將其版本的抗菌法和強而有力的科學語言與醫院醫學結盟。然而，抗菌法不是一蹴而成的單一事件，也不是一個人的功勞。1900年代所使用的抗菌法及其原理，和李斯德在1867年所提出的方法不太相同。例如李斯德起先參考的是腐敗作用的病菌學說（germ theory of putrefaction）和巴斯德的實驗，但到了1880年代初期德國的病菌學說凌駕了腐敗說。隨著細菌學家辨識出引起傷口感染的細菌種類，李斯德派也修正了他們的觀點。

李斯德派採用的方法同樣隨之改變，原本他們所關切的是局部的狀況，後來則擴展到對整體環境的

---

6 〔譯注〕病菌學說主張傳染病是由病菌所引起的。李斯德宣揚傷口感染由病菌引起，並發展出一套相關做法。然而，有些外科醫師雖然承認這樣的做法有助減少感染，但並不認為傷口感染是病菌這樣的生物所引起的（而可能是類似酵素、毒素的化學感染原所引起），也有些外科醫師認為雖然傷口感染是病菌所引起的，但不是所有傳染病都是病菌引起，而有其他原因。因此作者認為李斯德並沒有直接導致病菌理論廣被接受，但其作法和相關研究，確實有助於醫界日後吸收接受病菌學說。

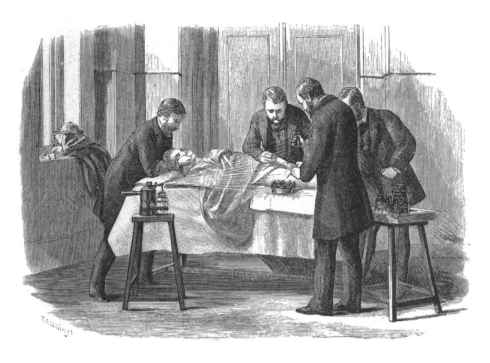

圖 7.4 ———使用李斯德的石碳酸噴霧器。
圖像來源：Wellcome Library, London。

強調。這是個整體過程的一部分：所有的外科醫師都修正並改善他們的技術。李斯德嘗試並拋棄掉不少方法，隨時調整其抗菌做法。起先，他對於清潔毫不在意：李斯德在手術時會穿著之前在街上穿的衣服，而且只是用石碳酸浸泡一下他的手，沒有刷洗。在1870年代初期，他改良其方法，並且設計一個石碳酸噴霧器，試圖以此來消毒手術室的空氣。後來他放棄了噴霧器的做法。在手術室噴灑石碳酸引起很多不便，稍後的研究則顯示，這樣的做法不是很有效果；這些發現鼓勵了新的抗菌化合物的引進，也激起對消毒的興趣。

李斯德也不該被孤立看待。防止傷口感染的努力不是只來自一個小團體（李斯德派）單一或突發的創新，而是知識上和實作上許多小修正發展的產物。李斯德的學生和追隨者不只採納他的方法，且經常加以改良，使之更容易實施。在1870和1880年代，外科醫師發展出各種的常規（或儀式），來防止傷口感染。外科醫師融合清潔派和李斯德派的作法，以克服抗菌法的不足之處。1870年代晚期出現的無菌法（asepsis），和抗菌做法的改良是同時並行的。無菌法主張任何會和傷口接觸的事物，都必須透過清洗或加熱來消毒，而這樣的做法反映了強調清潔的醫療觀念和道德觀。

德國的外科醫師和細菌學者很快就在這種新的外科風格中嶄露頭角。他們建立的開刀房有不少創新，像是消毒劑噴灑器、大而容易清洗的手術房，以及從實驗室文化發展而來的新技術，像是巴斯德鍋（the Pasteur oven），和後來用錢伯蘭高溫高壓消毒法（the Chamberland autoclave）來消毒器械。其他外科醫師進一步改善抗菌技術。例如，美國外科醫師威廉·哈斯泰德（William S. Halsted）在外科護士未婚妻對抗菌劑出現過敏反應後，在1890年引進了橡皮手套；約翰·馮·米庫利茲雷德奇（Johann von Miculicz-Radecki）於1897年在白俄羅斯宣稱，開刀時講話會增加飛沫感染的機會，並主張用戴口罩來減少這樣的風險。1890年代晚期，消毒過的手術袍、口罩和手套等我們今天所熟悉的儀式，開始建立起來，醫院也投資興建新的開刀房。抗菌法和無菌法被視為同一套學說，提供外科醫師一套新的技藝和設備。

✦ 十九世紀的外科 ✦

把麻醉術和抗菌法的引進視為現代外科的開始，就忽略了1840年代之前所發生的事情。通俗觀點認為，在麻醉引進之前，外科醫師只能執行種類甚少的手術，這樣的看法忽略了在此之前，外科醫師已經開始以更大的信心和能力執行種類繁多的大小手術。在

1790年代和1840年代之間，累積了相當的解剖學與生理學知識，鼓舞外科做法的改變。法國大革命與拿破崙時期（1792-1814）的戰爭經驗，不只刺激了對外科醫師的需求，同時也使外科醫師修正改良既有的手術方法，並取得更大的信心〔參見〈醫療與戰爭〉〕。外科醫師從事實驗並且透過研發新的手術方式來取得專業上的優勢。外科醫師在人體中開疆拓土，外科的領域也隨之擴張。他們發明出新的截肢方法和採行新的技術；這些新的手術方法在提出時頗具爭議性，因為他們挑戰正統的做法。

1840年代之後的外科創新並非只有麻醉或抗菌的做法。新的醫療科技與實驗技術，拓展了外科醫師的領域；新的器械提供新的知識和技術，融入外科的實作。這都促使一些新的外科專科出現，以及新的觀看方式。例如顯微鏡和組織學技術的改良，對外科診斷很有幫助。喉鏡（laryngoscope）在1854年至1855年間引進，使得外科醫師能夠觀察咽喉的內部；耳鏡（otoscope）則為耳鼻喉科手術奠定基礎。其他的診斷工具，像是胃鏡（gastroscope）或稍後的X光，則讓外科醫師能夠探索身體的其他部位。

外科實作的改變並不侷限於新的診斷技術或新的手術步驟。受到生理學和病理學的影響，對疾病的理

解有所轉變；而醫學凝視則從全人轉移到個別的器官或系統，如此廣泛的改變影響了外科治療。雖然疾病理論不是外科醫師的主要關切，他們經常採取實際的做法，但是外科醫師也受惠於疾病概念的改變。十九世紀初期，對於局部解剖變化的重視，讓外科醫師擁有更大的介入潛力，並且鼓勵一種以器官為基礎的取向，使得對內部器官進行手術成為治療的選項。十九世紀中葉對細胞病理學的強調，則為外科偏好割除有病器官或結構的做法，提供進一步的學理基礎。外科醫師對於癌症採取更為介入式的做法，就凸顯了這樣的取向。

疾病知識的觀念變化、創新、科技、抗拒與脈絡之間的關係，指向一部更為複雜的十九世紀外科史，手術和手術方法遭遇抗拒，而進步並非必然的。甚至還可進一步論斷，新技術或新科技的採用有其實際上的障礙。如此並非否認外科實作在這段時期出現的重要改變，然而強調菁英或醫院的外科，則經常會忽略外科操作的實際限制。外科在現實上涵蓋了範圍廣闊的醫療人員，從菁英的醫院外科醫師，到軍隊的外科醫師與一般科醫師，因而也含括了同樣廣泛的脈絡。雖然歐洲的外科界都共享類似的問題和做法，但外科也會因個人、地點以及地方和全國性的脈絡而改變。例如，英國外科醫師在十九世紀上半更樂於接受德國

的創新而非法國的做法，而法國外科醫師則認為英國對骨折的治療相當草率。醫院要到十九世紀晚期才成為外科的主要場域。雖然醫院吸引了專業和大眾的注意力，但其職位數量相當有限，大量的小型外科手術還是得在醫院外進行的。例如，一般科醫師會包紮傷口和拆線，還有排膿、接骨和疝氣復位；在醫院不足的地區，他們還會嘗試進行更大膽的手術。在1890年代之前，有錢和中產階級的病人在家中接受外科手術是常態。大多數的外科課程都認定大部分的學生會私人開業，因此也教他們如何視狀況調整其外科做法。我們很難重新捕捉這種在家中進行的外科手術之性質，即便這樣的做法並不排除創新；然而，相較於以醫院為基礎的外科手術，這種日常執業較少出現戲劇性的改變。

即便在醫院，創新的速度也有所變化。外科醫師被鼓勵要小心謹慎；不會輕易走到手術這一步。經費的來源、空間上的實際考量和世代差異，都會影響外科的性質。老外科醫師繼續使用舊的手術步驟；診斷工具要在一段時間之後才會開始影響病人的照護，在教學醫院之外的地方尤其如此。就癌症而言，因為要等到腫瘤在臨床上獲得診斷，這意味著許多外科醫師偏好的激進做法將錯失良機，屆時已不適合進行手術了。新的方法通常相當耗時與昂貴，因

此不見得可行。外科尚未發展出一套公定的步驟或標準；新的外科做法不見得都會被採用，反而比較是緩慢傳播，因而導致手術成功率的差異。麻醉、抗菌法和子宮切除術等案例顯示，反對力量通常來自專業內部。病人也會抗拒：恐懼和疼痛，使得許多人不願意接受外科手術。

到了1900年，外科實作從緊急措施轉變為更加積極介入與強調重建。麻醉、無菌技術和病理解剖有助發展新手術方式、減少手術死亡率，並增加對手術的信心。醫院的外科和創新吸引了民眾的注意力，但如同前面所說，改變並不全面，也非必然。雖然在1860與1870年代，外科的進展引起相當程度的興奮，但外科並不完全符合現代性的觀念，在醫院之外尤其如此；傳統的做法仍舊存在。在醫學教育時所學到的東西，日後常被修正或放棄。創新經常受到挑戰，會隨著時間而演變，或相當緩慢才獲得普遍接受。

✦ 外科的「黃金時代」？ ✦

十九世紀晚期和二十世紀初期外科的快速成長，要比任何其他時期吸引了更多的注意力，但要如何歸結這些記述卻不容易。問題一部分來自於以下事實：現代外科是個多樣的領域。專門化成為德國醫學和法

國醫學的特徵，創造出不同的外科專科，它們有各自的文化和做法。外科醫師對外科或是外科醫師的角色看法不一。儘管1900年之後，外科與科技進步和現代性持續結合，但有些外科醫師對於科學與標準化的外科走向，依然感到焦慮。他們抗議外科被化約為標準化治療的機械式應用。

然而，當時的人卻直接將二十世紀的外科聯想到進步。癌症治療原本感興趣的是切除病變部位和問題構造，在1914年之後逐漸轉變為更加關心重建及採用其他療法來擴大手術範圍。外科發展斷斷續續，經常有賴個別手術者的作為，這點明顯見諸心臟疾病的治療。成功的步驟獲得進一步的修正和標準化，外科手術被延伸應用到治療許多常見的疾病或是威脅生命的情況。儘管私人開業仍占重要的一席之地，在改良的救護運送服務幫助之下，越來越多的外科醫師在醫院中工作，並且在這樣的機構環境中走向團隊合作和進一步的專門化；第一次世界大戰（1914-18）的經驗，以及兩次大戰之間的技術進展，鼓舞了此一轉變。神經外科、心臟科和整形外科為有企圖心的醫師提供機會，大多數醫院則設立外科專科門診。

這些變化使得二十世紀上半被稱為外科的「黃金時代」。德國外科的領導地位開始衰退，創新的焦點

轉移到美國。現有的外科開刀房或重新裝修，或被新的開刀房取代。新的手術方法經常一連串地快速引進，而過去認為是內科的問題，像胃潰瘍等，現在則以手術來加以治療。洗手和隔絕方法等預防感染的常規得以確立，並且演變成刷手、戴手套、口罩和手術袍的複雜程序。新的醫療科技，以及更大量地使用實驗室診斷來評估心臟、腎臟、肝臟等器官功能，不只需要在機構中治療，同時也影響了手術步驟和診斷的性質，成為醫療權力的重要象徵。病理學進展到能夠判斷腫瘤是否為惡性，進一步形塑了外科的臨床決定。其他的科技，像是及早對癌症進行放射線治療，幫助外科醫師拓展其手術的領域。

第一次世界大戰，為了應付在充滿細菌的環境中術後感染的問題，迫使外科引進新的步驟〔參見〈醫療與戰爭〉〕。外科醫師訴諸更激烈的解決辦法：採用清創術或切除受損的組織，因為這是細菌繁衍的溫床。戰爭也促進數門外科專科的發展，特別是骨科、整形外科、重建外科以及心臟科。在 1920 年代和 1930 年代，個別醫師受到戰時經驗激勵，對腦、肺臟、心臟和其他器官進行困難的手術步驟。發展治療結核病的手術處置，也設計出氣管切開術與治療腸阻塞等新手術。闌尾切除術在 1920 和 1930 年代蔚為流行，子宮切除與扁桃腺切除也是如此。外科醫師開始對腹部、

頭部進行手術。隨著信心的增加,外科醫師變得更具企圖心。外科緩慢地進入一個新階段,其關注從切除轉移到重建與移植——這樣的轉變在1950和1960年代嶄露頭角。

　　儘管外科有所改良,改變仍舊步調不一。抗菌步驟和無菌步驟使得術後感染不會在醫院中流行,然而感染仍舊是個問題。許多外科醫師依然自滿,特別是一次世界大戰之後,戰場經驗導致醫學處理感染的能力遭到質疑。手術遭遇問題,結果不見得都很好。外科醫師會犯錯,但即使在醫師沒有犯錯的情況下,有相當比例的病人也未能好轉。外科醫師的技術和病人的狀況仍是重要關鍵:年紀大和接受困難手術的病人,後遺症的風險最高。由於外科執業的限制不多,標準化問題重重;許多外科醫師積極從事創新、發明或修正手術方式,或引進新的器械和其他外科工具。某些手術步驟遭到大多數外科醫師拒絕,因為這已超過他們的能力範圍;而醫學報告的內容若不符合其經驗的話,外科醫師通常不會採信。個人偏好很重要:個別外科醫師會自行修正手術方法,調整步驟、工具和術前術後的照護。關於何種手術方法最佳、死亡率最低,發生許多爭辯;一般外科醫師和新的外科專科醫師彼此爭論。外科專科地位不一,有些像創傷外科,為了確保其地位而辛苦奮鬥。外科醫師要先被說

服，才會接受新的手術步驟，這點可見諸他們對於使用放射線鐳（radium therapy）治療癌症的抗拒。

此外，也需考量機構的狀況。除了主要都會的醫院和教學醫院，外科設施相當有限。外科科技直到1950年代仍相當少，而大多數外科醫師的日常生活都花在包紮傷口、排膿以及常規手術步驟。在英國，大戰的爆發以及1939年緊急醫療勤務（Emergency Medical Service）的成立，暴露了這樣的狀況。對醫院的檢查，很快揭露許多外地醫院缺乏現代器材與設施，因此，一離開大都會的醫院，外科並不必然符合「黃金時代」的形象。外科是在改變，但改變並不見得都很快。

✦ 外科與科技：1945-2000 ✦

第二次世界大戰（1939-45）之後到二十世紀結束，被視為是外科快速進展的時期。其特色是強調人工替換和技術創新，以及生物化學和免疫學知識的運用。骨科、神經外科、心臟外科、胸腔外科和眼外科，發展出越來越複雜的手術步驟。外科在1940年之前受到一般外科的風氣所主導，之後則變得更為片斷而專門化。無論專業人員或病人都開始日益頻繁地使用腦神經外科醫師、心臟外科醫師或骨科醫師等名

詞，而醫院也設立新的外科專科部門。疾病模式的改變，特別是和富裕生活方式有關的疾病，帶來新的手術需求。文化風尚則帶來了另一些手術需求，像是隆乳或減肥整形手術。抗生素與抗排斥藥物的引進，新的麻醉劑和其他的技術創新，使得外科能夠擴張到1920和1930年代認為是不可能的新領域，像是心臟手術；此外也讓原本危險的手術成為常規，例如，對輸血方法的了解和改善，使得許多會大量失血的手術治療變得可行；從1960年代起，加護醫學的成長更擴展了外科的領域。

電腦斷層掃描（CAT）、核磁共振影像（MRI）、同位素與光纖等影像診斷方法的使用，使得外科能夠更精準地斷定疾病的所在與範圍。就像十九世紀的醫療人員利用科學來伸張其權威，這些新的診斷技術所帶來的資源，使得外科醫師能夠擴展其專業領域與聲望〔參見〈醫療與科學〉〕。光纖以及能夠穿越小管子進入人體的器械，使得內視鏡手術成為可能。這些手術步驟較不具侵犯性，需要住院的時間也較短，而受到病人與醫院管理者的歡迎。然而我們不該過度強調這些發展所帶來的影響；新的科技和手術方法有其代價，而這種代價不只是財務上的。它們帶來的新問題包括術後感染，也增加了健康照護的成本，對國家醫療服務帶來更大的財政負擔，迫使健康照護的結構因此改

變〔參見〈健康照護與國家〉〕。

二十世紀下半出現的不是線性的進步，新的手術和做法的採行，不見得都很平順。就像十九世紀的麻醉與抗菌法一樣，某些手術步驟的接受過程，有著比表面所見更為複雜的歷史；器官移植就是這樣的例子。

瑞士外科醫師迪奧多・科切爾（Theodor Kocher）為甲狀腺機能低下患者所做的甲狀腺移植手術研究，使得器官移植的原則在1880年代獲得接受。外科醫師將這個原則應用在其他的器官，尋求取代罹病器官和組織的新技術。雖然法裔美國醫師亞力西斯・卡黑（Alexis Carrel）改善了器官移植的技術，並由於他在血管手術和器官移植的成就，於1912年獲得諾貝爾獎，但器官排斥的問題使得外科醫師在1920年代放棄了移植手術。器官移植的做法在1950年代復興，起先是進行腎臟移植，但器官排斥的問題仍舊存在。要到抗排斥藥物發展出來後，器官移植才實際可行。腎臟移植的成功，鼓舞外科醫師考慮進行其他器官的移植。

南非外科醫師克里斯提昂・巴納德（Christiaan Barnard）在1967年首度成功進行心臟移植，帶來的宣傳效果掩蓋了早期的嚴重問題；第一位接受心臟移植

的病人在幾天內就死亡，高死亡率使得此種手術在初期熱潮過後就被放棄，但手術方法持續獲得改善。相關研究測試了病人篩選與排斥評估的準則，也探討如何避免排斥。心臟移植慢慢重新引進，到了1980年代存活率提高到百分之八十，然而這樣的手術仍舊是最後的手段。器官移植持續製造出新的關切，包括和器官捐贈者之間的倫理問題，以及器官供應的問題。

不是有了新科技就足夠。就像李斯德的抗菌法一樣，在二十世紀採用的新手術步驟或科技，同樣會涉及到效率、用途、標準化、成功程度，以及步驟的實用性和病人的支持度等相關問題。此外，還要加上經濟面向，這在國家支持的健康照護體系尤其如此。防止感染的新外科空間和步驟被設計出來，但經費以及現有的醫院基礎結構延緩了它們的實施。外科需要合作，除了外科醫師之間經常需要合作之外，在外科與商業、外科與其他醫療專科及輔助專科之間，以及外科醫師和醫院管理者之間，也同樣需要合作。這樣的合作關係不見得都是和諧的，其所導致的專業之間與專業內部的緊張關係，不容忽視。

✦ 結論 ✦

醫療成本在1990年代與二十一世紀初期的增加，

粉碎了二十世紀中葉認為外科能夠治療所有疾病的樂觀看法。成本效益的問題，開始構成外科實作的限制。新的科技和疾病處理方式，像是化學治療，使得其他形式的療法取代了部分的外科解決方案。雖然歷史顯示二十世紀晚期和二十一世紀初期，外科日益受制於經濟與國家等外力；長時程的外科史則顯示，外科如何受到專業、概念與技術的發展，以及機構脈絡和外在需求所形塑。這樣的發展不是自然、必然或自明的。透過一系列互相重疊的敘事和變化來思考外科，會帶來更好的圖像：此一圖像描繪了實務、技術和知識的重要變化，但也注意到醫院以外的外科，以及世代與其他力量如何導致這些變遷步調不一。與其說這是則進步的故事，毋寧說它揭露出充滿爭論的外科史，而有助於我們質疑各種相關成見，像是進步、突破，以及醫療是如何採用新觀念和新方法。

進階讀物

❖ 關於外科史的史學，最佳的敘述之一是 Christopher Lawrence, 'Divine, Democratic and Heroic', in his *Medical Theory, Surgical Practice: Studies in the History of Surgery* (London: Routledge, 1992), pp. 1-47，這本書也收錄了探討外科技術與實作的論文。

Owen Wangensteen and Sarah Wangensteen, *The Rise of Surgery from Empiric Craft to Scientific Discipline* (Folkestone: Dawson, 1978)是完整的綜覽。

近現代時期的外科很少受到注意，讀者應該留心 Vivian Nutton, 'Humanist Surgery', in Andrew Wear, Roger French and Iain Lonie (eds), *The Medical Renaissance of the Sixteenth Century* (Cambridge: Cambridge University Press, 1985), pp. 75-99，這篇論文是對文藝復興時代外科的比較研究。

Andrew Wear, *Knowledge and Practice in English Medicine, 1550-1680* (Cambridge: Cambridge University Press, 2000)探討近現代英國外科的性質。

David Gentilcore, *Healers and Healing in Early Modern Italy* (Manchester: Manchester University Press, 1998)和 Margaret Pelling, *Medical Conflicts in Early Modern London: Patronage, Physicians, and Irregular Practitioners, 1550-1680* (Oxford: Oxford University Press, 2003)，則討論外科的地位。

❖ 關於十八世紀與十九世紀有大量的研究文獻。Toby Gelfand, *Professionalizing Modern Medicine: Paris Surgeons and Medical Science and Institutions in the Eighteenth Century* (Westport, CT: Greenwood Press, 1980)說明外科醫師如何取得醫院的主導權。

Susan Lawrence, 'Medical education', in W.F. Bynum and Roy Porter (eds), *Companion Encyclopaedia of the History of Medicine*, vol. 2 (London: Routledge, 1997), pp. 1151-79，以及 Thomas

N. Bonner, *Becoming a Physician: Medical Education in Britain, France, Germany, and the United States, 1750-1945* (New York and Oxford: Oxford University Press, 1995)，檢視醫學教育和外科的重要。

❖ 關於麻醉的修正看法，參見 Peter Stanley, *For Fear of Pain: British Surgery, 1790-1850* (Amsterdam: Rodopi, 2003)，和 Stephanie Snow, *Operations Without Pain: The Practice and Science of Anaesthesia in Victorian Britain* (Basingstoke: Palgrave Macmillan, 2006)。

Christopher Lawrence and Richard Dixey, 'Practicing on Principle: Joseph Lister and the Germ Theories of Disease', in Christopher Lawrence (ed.), *Medical Theory, Surgical Practice* (London: Routledge, 1992), pp. 153-215，以及 Lindsay Granshaw, 'Upon this Principle I have based a Practice: The Development and Reception of Antisepsis in Britain, 1867-90', in John Pickstone (ed.), *Medical Innovations in Historical Perspective* (Basingstoke: Palgrave Macmillan, 1992), pp. 16-46，對李斯德以及抗菌術做詳細的重新評估。

M. Anne Crowther and Marguerite Dupree, *Medical Lives in the Age of Surgical Revolution* (Cambridge: Cambridge University Press, 2007) 則檢視李斯德的學生以及李斯德的觀念如何傳播。

❖ 關於十九世紀外科的日常性質，參見 Anne Digby, *The Evolution of British General Practice 1850-1948* (Oxford: Oxford University Press, 1999)。Christopher Lawrence and Tom Treasure, 'Surgeons', in Roger Cooter and John Pickstone (eds), *Medicine in the Twentieth Century* (London: Routledge, 2000), pp. 653-670 則對二十世紀外科做出卓越的綜覽。

❖ 關於個別外科專科的著作較少，然而 Roger Cooter, *Surgery and Society in Peace and War: Orthopaedics and the Organization of Modern Medicine, 1880-1948* (London: Macmillan, 1993) 不只探討骨科，也對外科的性質與專技提出問題。

CHAPTER 8
醫院

HOSPITALS

醫院源自中世紀基督教，在十九世紀站上醫療科學與醫學訓練的頂峰。在二十世紀初，醫院不只成為研究與新科技的關鍵場所，以及外科照護的首選地點，也在醫學專業結構取得中樞地位。在接下來的一個世紀，隨著醫院成為現代高科技醫療的典型，其地位也獲得鞏固。

為了理解這個過程，歷史學者探問這些變遷的動力為何。早期看法將醫院視為醫學發展帶來的自然結果，但是在 1980 年代之後，歷史學者對醫院這個主題的探討方式，出現相當大的改變。《歷史中的醫院》（*The Hospital in History,* 1989）研究醫院何以是「社會的縮影」，便具體展現了這種新取向。這本書的作者將醫院創辦人、贊助者，以及更廣泛的社會經濟與政治脈絡，視為是醫院史的核心，指出醫院何以日益重要，關鍵在於城鎮的成長、社會流動性、慈善，以及捐贈者與醫師對地位的追求。對等地看待非醫學因素以及專業化與醫療化，顯示出以醫師為中心的研究方式是不足的，並揭示出醫院既是醫療機構也是社會機構。

二十一世紀初的研究則指出醫院史的新方向。新一代學者受益於福利史的研究潮流，進而檢視病人如

何協商其照護；也探討兒童醫院、結核病療養院、產科醫院等其他類型的機構，以及醫院的宗教角色與教育角色等其他功能，以說明贊助者、醫療人員與社區如何使用醫院。研究不再僅限於十九世紀，而開始檢視二十世紀的醫院之性質，以此質疑國家福利的敘事〔參見〈醫療保健與國家〉〕。在這樣的史學中，醫院不再是個孤立的機構，而是如本章所指出，醫院置身於更廣闊的社會、政治、專業與醫療的敘事。

✦ 宗教與社會機構：1500-1700 ✦

傳統觀點認為，十六與十七世紀的醫院是前現代的機構，發揮的醫療作用很有限，是「通往死亡的大門」；或者依循傅柯的形容，將醫院視為具有壓迫本質的機構。這套說法強調醫院在十八與十九世紀所出現的改變，卻忽略近現代歐洲發生的事情，以及醫院在這段時期如何擔任越來越複雜的角色。近現代的醫院既不邊緣，也不是壓迫的工具，而是成為提供健康照護的重要機構。

儘管十六世紀是個動盪的時代，包括義大利的戰爭、宗教改革與反宗教改革及其對濟貧的影響，還有英國的內戰；但這個世紀也出現醫院的擴張。醫院一詞涵蓋各種機構，包括旅行者與朝聖者的養護院、隔

離感染者的場所與收容窮人的機構，但重點越來越放在照顧生病的窮人。雖然有許多中世紀的小型機構關閉了，特別是在鄉下地區，但重要的中世紀醫院則獲得整修。例如南德意志的神聖羅馬帝國城鎮，既有的聖靈醫院（Holy Spirit hospitals）被追加新的建築物。人口成長與遷徙、都市化、對於照護機構的需求增加，以及日益增長的都會疾病問題，創造出醫院擴張的有利條件，人們也提供更多的資源來成立新的醫院，尤其是都市與商業大幅成長的區域（像是義大利）。佛羅倫斯富裕的商人社群提供資源，使得該城擠身醫院服務的領導中心，而那布勒斯到了十七世紀時則已經擁有十一座醫院。這樣的擴張並不僅限於義大利。巴黎的真神醫院（Hôtel-Dieu）成長了一倍，並重新整修病房，還為受感染的病人和無法治癒的病人開設衛星醫院。然而，遠離主要都市中心的話，醫院仍舊相當稀少。

宗教、慈善、社會經濟與政治等因素，對近現代醫院的影響要大於醫學。就像它們中世紀的前身一樣，這些醫院有許多是由宗教修會所創辦和管理。基督教對慈善與治療的強調仍強而有力，而當代人則廣泛將醫院視為虔誠的宗教工作。宗教改革與反宗教改革再度肯定醫院的靈性功能，新出現的基督教修會與護理修會致力於病人的照顧，重振了地方醫院，這點

在十六世紀的法國最為明顯。因此，歐洲大多數的醫院既是宗教場所也是醫療機構，而且是分配恩賞的管道，具有政治與社會經濟功能。顯赫的公民與社團創辦醫院，目的是要改善貧苦窮人的健康照護，但由於他們持續介入醫院管理，也確保醫院成為重要的政治機構，是地方菁英的權力基地。醫院有助於貫徹傳統的社會位階，而菁英則認為醫院對於維護城鎮的聲譽以及他們個人的地位與影響力，都具有很大的重要性。

宗教、地方贊助以及慈善，都是十六與十七世紀醫院擴張的關鍵因素，此外，市政當局也扶植醫院。十七世紀更為強調福利與濟貧，而醫院對地方當局的重要性也隨之增加。義大利的君王與地方政府開始介入福利，企圖合理使用慈善資源；德語區的邦國與地方當局則資助小型醫院，提供專門的治療。市政當局試圖確保醫院管理完善並且只收容合適的病人，雖然這方面他們只獲得部分成功。對醫院的介入，有時可以用來肅清其中的政治敵人，這點在英國復辟時期就十分明顯；或是透過關閉無效率或腐敗的基金、徵收其資源，以合理有效地使用慈善機構。在法國，這導致外省許多小型醫院遭到關閉；更常見的是，城市與邦國只在醫院的經濟資源出現問題時介入，就如同維洛納（Verona）的情況。

在十六與十七世紀，國家建立新型態的醫院。法國於1676年在路易十四的命令下，城市建立了總醫院（hôpitaux-généraux），收容與監控貧困無依者與不守秩序的窮人。其他的歐洲國家也建立類似的機構，像是德語區的悲憫院（Zuchthäuser）、英國的勞動收容所或是義大利的慈善收容所（ospedali di carità），都有類似的功能，不過他們並不具備系統性鎮壓與控制的功能，無法支持傅柯的「大監禁」（great confinement）觀念〔參見〈精神病院〉〕。軍方也設立像法國的傷兵療養院（Hôtel des Invalides, 1640）等軍事醫院，來提供其他功能。它們不只治療生病與受傷的士兵，同時為陸軍與海軍訓練醫療人員。醫學在軍醫院的重要性，凸顯出近現代歐洲醫院開始具備更多的醫療功能。

✦ 私人非營利醫院：1700-1800 ✦

十八世紀醫院的成長參差不齊，例如莫斯科二十萬名市民只有一所醫院，雖然如此，這段期間醫院類型和數量皆出現明顯的增長。即便這些機構無法滿足許多社區所有的醫療需求，但仍建立了新的醫院，例如卡塞爾（Kassel）的慈善醫院（Charité）或是維也納的總醫院（Allgemeine Krankenhaus）等新設立的總醫院。機構之間的分化也增加了，有些機構成為教學醫院，此外也有些新的專科醫院，像是巴黎的兒童醫院

（Hôpital des Enfants Malade, 1778）。既有的機構則擴張或重建。醫院逐漸成為專門照顧生病窮人的機構，而其他類型的被收容者則被隔離到其他機構，像是勞動收容所或是精神病院。醫院取得更明確的醫療功能，而且藉由臨床教學、講座以及解剖的機會，在正規醫療人員訓練中發揮更重要的作用〔參見〈專業化〉〕。

　　歷史學者曾透過人口或社會經濟的因素，來解釋這股對醫院的重新重視。慈善與經濟、商業主義與工業化之間的關係複雜，但十八世紀的確出現了支持醫院的新團體和資源。醫院的成長也反映當時的宗教復興、啟蒙運動，以及重商主義的思想，後者強調社會進步的重要性，以及人口與繁榮之間的關聯，認為治療疾病可以預防貧窮，讓工人重新投入工作，並增長國家的財富。伴隨都市化而出現的問題也重新界定了貧窮與社會福利，並鼓舞公民的責任感。這些觀念表現在醫院的基金會。如漢堡和倫敦等城市所清楚顯示，地方的資源和網絡非常重要；在其他地方，醫院的設立則是由國家所主導，例如在德語區的邦國，總醫院的設立來自於約瑟夫二世（Joseph II）所進行的改革和中央集權計畫。既有的機構被批評為「通往死亡的大門」，批評者要求對醫院進行大規模的改革，進而推出醫院規劃與醫療照護形式的新實驗。

醫院的成長在英國是最為明顯的，先是在倫
敦，然後整個英格蘭都為醫院瘋狂。這波設立醫院
的風潮被稱為私人非營利醫院運動（voluntary hospital
movement），其基礎是隨著工業化而來的經濟與社會
轉型，以及慈善捐款的增加。1719年倫敦成立的西
敏寺病院（Westminster Infirmary），標示著醫院性質的轉
變，也是醫院設立進入一個新的、快速成長的階段。
然而，西敏寺之所以成為醫院是個意外，此一機構的
支持者最初想要成立的並不是病院；相反地，他們想
要成立教育貧困兒童的機構，宣揚基督教及慈善精
神。直到1719年才出現設立醫院的想法，但此一想
法很快就獲得支持。西敏寺病院在贊助者和病人之間
建立起新的管道，為其他的醫院建立模式，而這也代
表了出現新的醫學空間。倫敦是這波醫院成立運動的
焦點，不過其他富庶的城鎮也追隨這股風潮，像是愛
丁堡（1729）與溫徹斯特（1736）。這些新的醫院是既
有機構的複製品，他們經常只是一棟房子或較大的宅
邸，而非專門為設立醫院而新建的建築。都市化、經
濟繁榮、都會中產階級的增長、慈善努力的增加以及
醫學市場的擴充，都使得醫院數量快速成長。1735
年之前除了倫敦之外沒有這樣的醫院，而到了1800
年，隨著都會的復興，出現了二十八所類似的醫院。

雖然並非每個地方都採用私人非營利醫院的模

型，例如在德語區以及瑞典，國家扮演著主要的角色，但是歐洲各地出現了類似的機構，私人非營利醫院的模型也傳播到北美洲。在英國，私人非營利醫院作為一種公共的、參與式的機構，很快就取得重要的慈善與醫療角色，體現了當時民間公共參與的價值觀，以及獨特的社會與階層安排。在一個強調重商主義的時代，人口被視為是財富的來源，設立與支持這些醫院的慈善動力來自各式各樣的動機，從罪惡感到感激、從對國家社會的憂心到希望引起社會效法的願望。許多這些新機構，得到有錢人以及奮發向上者的支持，而成為市民榮譽感（civic pride）與地方慈善的焦點；環繞著醫院形成的網絡，不只有助於贊助者，也展現出他們的社會地位。建立這些醫院相當容易，只需要一群意氣相投的支持者、一位醫師、一些護士以及一座建築物。醫院成立之後又能帶給醫院贊助者明確的好處。私人非營利醫院將家父長制（paternalism）的模式予以制度化與民主化，所反映的與其說是醫療需求，毋寧說是社會需求。社會經濟與政治力量的複雜互動，是這些醫院能如此有效爭取慈善贊助的原因。它們表現出新的慈善型態，強調贊助者有責任監督款項的用途與使用方式。十八世紀的慈善強調贈與的責任，重點由道德良善與拯救靈魂，轉移到提供社會性與物質性幫助以及拯救身體。醫院受益於這樣的潮流。

即使英國的例子凸顯出，十八世紀醫院的成立是由複雜的因素所造成的，但不是所有人都認可醫院的價值。這點在德國特別明顯，那裡辯論的焦點是：病人究竟在家照護較好，還是醫院照護較好。成本也是個重要的考量，設立醫院的計畫不見得都能夠得到支持，杜塞爾多夫（Düsseldorf）與孟斯特（Münster）的失敗案例就顯示出這一點。即使醫院順利成立，其中也有不少在募款時遭到困難。然而，醫院及其支持者在十八世紀的轉型，支撐了這段時期醫院的快速增長，其所建立的醫院類型在十九世紀被廣泛複製。

✦ 醫院的成長：1800-1945 ✦

十九世紀，醫院出現下一個階段的成長。成立了新的總醫院，大量的專科機構，如兒童醫院，也設立了附屬於醫院的醫學校，而教學醫院（或是德國的大學診所）很快地成為聲譽卓著的機構。例如在波蘭，1832至1834年之間新開了十二座醫院；挪威醫院的數量從1853年的十八所，增加到1900年的三十六所；英國醫院病床數在1861年到1911年之間增加了三倍。現有的機構皆獲得進一步的改善或現代化。醫院重新改建與擴張，以應付教育與研究、新科技、護理改革以及醫學實作、外科實作和衛生觀念的改變所帶來的新挑戰，這些改變反映在醫院的設計。過去住院

病人的照護主導了醫院，而今門診部門的成長以及專業臨床部門的設立，擴充了醫院的用途，也讓更多的病人能夠得到治療。醫院在醫學教育中擔當的角色日益增加。空間和資源的物質環境以及經費的來源，都是創新的關鍵，以至於在十九世紀末，越來越多健康照護是在醫院裡組織起來的。

有些歷史學者相信，這些醫院和它們的前身有著重大差異。大革命後的巴黎是這類說法的核心，並且被稱為「臨床醫學的誕生」。受到艾克納希特（Erwin Ackerknecht）《巴黎醫院的醫學，1794-1848》（*Medicine at the Paris Hospital 1794-1848, 1967*）以及傅柯《臨床醫學的誕生》（*The Birth of the Clinic*, 1973年英譯）所影響，歷史學者把焦點放在法國大革命（1789-99年）產生的社會政治動盪，所激勵之醫學意識形態與醫療權威的改變。這些動盪與改革削弱了舊政權的某些根本特徵，讓新的社會關係與機構得以出現。諷刺的是，革命派因為醫院牽涉到天主教與腐敗而想加以廢除，他們的醫療改革所帶來的效果，則是將醫院重新創造為一種醫學機構。法國將醫院國有化與世俗化、修正醫學課程、強調病理解剖的重要、重視在醫院中學習、改革醫學的專業結構來打破內科與外科的區分。在革命後的巴黎，相關的社會、政治與醫學改革使得醫院進入醫療和醫學教育的核心，並且成為中央集權的醫學訓

練中心。許多臨床進展，像是雷恩內克在內克爾醫院（Necker Hospital）引進聽診器，或是科維薩特（Jean-Nicolas Corvisart）在夏立德醫院（La Charité）推廣敲診法，都被認為和巴黎有關。這帶來的是一種化約與分析的醫學新風格，其基礎是觀察、醫院病房與解剖室〔參見〈解剖學〉〕。傅柯宣稱，醫院病人提供了建構醫學知識與醫學教育的資源，醫師則控制了醫院和臨床互動，並且成為推動醫院擴張的關鍵行動者。這些過程帶來了一種醫院醫學風格，其特點是觀察、身體檢查、病理解剖、統計學的使用以及以醫院為基礎的訓練，這將主導1794年之後半個世紀的醫學。

少有歷史學者否認巴黎的變革和觀念帶來重大的影響；然而，此一轉型的時間點、性質和程度仍然受到質疑。正如第六章所討論，修正主義者宣稱巴黎的模型是建立在既有潮流之上，而即使認為巴黎醫學開創新紀元的人，也承認它有先驅。巴黎醫學的相關特點，像是以醫院為基礎的訓練、病理解剖學以及臨床診斷，並非巴黎所獨有。和「臨床醫學的誕生」相關的條件，早就出現在十八世紀中的倫敦。十八世紀期間於維也納、巴黎、愛丁堡與倫敦，就出現專業化、臨床觀察、病理解剖學的發展以及訓練的制度化，早在1789年之前就已經使得醫院成為建構醫學知識與訓練醫療人員的重要場所〔參見〈專業化〉〕。

　　無可否認地，疾病知識的改變，以及醫院逐漸成為醫學與專業結構的中心，皆有其重要性；然而都市化、社會流動、資產階級身分、工業化與移民等相關社會因素，在十九世紀仍是形塑醫院的關鍵因素。十九世紀初的宗教復興以及宗教修會的成長，支持醫院的設立；愛爾蘭的慈善姐妹（Sisters of Charity）就是明顯的例子。這些因素顯示十九世紀的歷史仍和十八世紀仍有著相當大的連續性，但另一方面，不同的工業化模式會影響醫院的設立。非工業化的社會，像是荷蘭，就較晚設立總醫院；而在工業化的區域，工業、移民、過度擁擠與都市化所帶來的問題，及其所造成的健康不良，創造出對醫院服務的需求。地方社區則盡力因應。

　　慈善的信念持續支撐了十九世紀英國的總醫院和專科醫院。一般偏好透過與地方政府有合作關係的慈善機構，來提供機構化的健康照護，醫院則是重要的慈善管道。不只在英國，這樣的現象在奧地利、法國和波蘭都很明顯。支持一座醫院讓新舊菁英齊聚一堂，雖然過程無法完全免於衝突，但他們重新協商社會、政治與宗教的利益，並提供市民榮譽感，以及因應疾病或社會議題的共同基礎。中產階級與商人將慈善、市民榮譽感與醫院的社會用途結合在一起，使得英國在這段人口成長、都市化增加與疾病蔓延的時

期，出現了醫院數量的大成長。

在其他歐洲國家，國立醫院與私人非營利醫院的混合更為普遍〔參見〈健康照護與國家〉〕。在愛爾蘭，地方贊助者組成了委員會管理醫院，額外的經費則來自大陪審團（grand juries）或地方當局。德語國家也有同樣的模式，慈善與互助組織和公家支持結合在一起。照護的混合經濟（mixed economies）很重要，而市政當局積極投資醫療；例如，那布勒斯的醫院在十九世紀初期被改組，並交由委員會來控制。法國協調醫療福利的努力，使得公共救助高等委員會（Conseil supérieur de l'assistance public）在1888年控制了巴黎的醫院。十年後，許多市政當局開始對機構性的健康照護進行大量投資。

受到對於英國醫療衛生政策的傳統看法，以及國民健康服務（National Health Service）成立之前醫院部門的失敗所影響，歷史學者對於1920和1930年代的醫院，常抱持一種陰鬱的觀點。這樣的看法忽略了當時的醫院，在慈善、互助組織、私人部門與政府等不同來源支持下持續成長。在不同地方，這些部門的組合也不同：德國醫院的經費主要來自於國家、市政府以及國家健保，在英國則發展出一個比較多元的系統〔參見〈健康照護與國家〉〕。德國和法國對醫院設施進行

大量的投資，後者將金錢與努力投入急迫的現代化計劃，進行相當可觀的改革。例如法國里昂的醫院增加了新的設施、數千張的病床以及新的手術設備、更好的廚房和更舒服的病房，因此里昂在1930年代擁有歐洲最好的醫院設施。歐洲其他地方也開設了更多的地方與社區醫院。另一方面，大學醫院和醫學校在地方與地區醫療服務的結構中，擔任具有重大影響力的角色。既有的機構進一步擴張，英國在兩次世界大戰之間私人非營利醫院的病床數增加了一倍。隨著新的專科部門的成立，醫院更加分化。使用醫院的管道也擴大了，例如在英國，醫院和工人社區透過工作場所的投保規劃而建立起新的關係。在此同時，地方醫院之間透過分享病人以及共同舉辦募款活動，或是協調彼此所提供的服務，而發展出更密切的關係，它們這樣做常是出自於財務的理由。醫院提供健康照護的功能日益重要，其成長使得這種服務的性質以及醫院和國家的關係，引發越來越多的辯論。

　　儘管政府對慈善醫院一直有所顧慮，但是在1920和1930年代國家的補助對醫院的成長越來越重要〔參見〈健康照護與國家〉〕，這在愛爾蘭和法國都很明顯。隨著需求的日益增加、新科技的出現以及第一次世界大戰（1914-18年）導致的貧窮，使得慈善資源難以因應，而造成慈善醫院體系在實質上崩潰。因應此一

形勢，法國的地方當局被迫對健康照護提供更大比例的經費。國家的資助（到了 1933 年，補助已經超過了四千三百萬法郎）不只讓現代化的計畫得以施行，還創設了新的私立醫院。由於經費是國家提供的，使得國家有機會去影響甚至決定醫院服務的性質。在英國雖然有互助會和市政當局等新的經費來源，私人非營利醫院仍舊面對越來越嚴重的財政困難，這使得他們比較願意接受國家補助，以及讓國民健康服務將醫院國有化。在其他地方，隨著 1945 年後的社會福利計畫肯定了醫院在健康照護的中樞位置，而重複了相同的模式〔參見〈健康照護與國家〉〕。

✦ 專門化 ✦

正如之前所指出，醫院的類型和功能各有不同。在最基本的層次上，十六世紀的醫院可區分為有醫療功能的醫院，和為窮人提供其他服務的醫院。有些醫院是用來隔離瘟疫的病人；有些醫院收容無法治癒的病人；有些醫院專門治療像梅毒這樣的新疾病；而有些醫院則專為特定團體而設立，像是棄嬰醫院。十六世紀晚期開始有軍醫院的成立，而下個世紀濟貧措施的重組，則帶來了新型的機構，像是法國的總醫院（hôpitaux-généraux）。

十八世紀更多專科機構成立。推動私人非營利醫院的因素，同樣有利於專科醫院的成長；其他有利因素還包括病人對專門化醫療的需求、產業的日益專門化提供了相關的模型，而慈善機構與行政當局隔離某些被界定為不道德群體或危險群體的做法，也有推波助瀾之勢。在這個工業化、戰爭與殖民擴張的時代，相關因素還包括對國力的關切，並且夾雜了道德與情緒。因此，最初的焦點是為孕婦設立的機構，像是都柏林的羅坦達醫院（Rotunda Hospital, 1745）；性病醫院，像是巴黎的佛基哈德療養院（Hospice of Vaugirard, 1780）；或是收容瘋人的醫院，像是倫敦的聖路克醫院（St Luke's Hospital, 1751）。這些醫院提供了解特定疾病的機會，也反映醫學思想的改變。這點在產科醫院的設立特別明顯，這些機構之所以成立，是因為對產科的興趣增加〔參見〈婦女與醫療〉〕。其他的機構，像是巴黎的聖路易醫院（St Louis Hospital），則是為了隔離感染者的實用理由而建立。

十九世紀在倫敦、巴黎或柏林等城市，由於有足夠多樣的醫療人員及密集人口為基礎，成立了更多的專科醫院。儘管專門化激起醫療專業內部的反對〔參見〈專業化〉〕，新的機構還是成立了。例如，十九世紀第一波成立的專科醫院當中，巴黎（1802年）、柏林（1830年）與倫敦（1852年）分別成立了兒童醫院

與眼科醫院。接下來的專科醫院有治療特定器官或系統（心臟、肺臟、皮膚）的醫院，或是治療特別的疾病（結核病、癌症），還有像是倫敦的德國醫院專門收治特定族群的病人，更有些醫院提供專門的療法，像是英格蘭東南海岸的瑪蓋特（Margate）設立的海水浴醫院（Sea Bathing Hospital）。

過去歷史學者常指出，醫療知識的改變、病人需求的增加以及眼底鏡這類新器械的發展，鼓勵了新領域的發展和專科機構的成立。這些因素確實有所幫助，但還有其他因素牽涉在內，因為專科醫院常在專業領域或器械發展之前就出現。歷史學者喬治・魏茲（George Weisz）對巴黎和倫敦的比較研究指出，醫師擴展醫療知識的集體慾望，機構的壓力和行政的改革，都塑造了專門化的發展〔參見進一步讀物〕。這樣的過程在巴黎最為明顯：不同類的病人被分到不同的專門機構，像是巴黎的產科醫院（Maternité de Paris）或是性病醫院（Hôpital des Vénériens）。而且從1870年代開始，巴黎醫院行政當局對專科進行更多的投資。英國專科醫院的成立，更進一步受到對醫學專業結構的關切所影響。林賽・葛蘭蕭（Lindsay Granshaw）在他深具影響力的研究中指出，專科醫院不只是創造專科知識的焦點，同時也是總醫院遭到專業壟斷，加上過度擁擠的醫療市場，所導致的結果〔參見進一步讀物〕。葛蘭蕭

認為,專科醫院是那些遭到排擠或處於邊緣的醫療人員,透過機構位置來推展其事業的一套機制。此外,還可以補充其他的理由,就像總醫院一樣,專科醫院也是具有非醫療功能的社會機構,因而對贊助者有吸引力。例如兒童醫院不只提供醫療照護,同時也對工人階級母親灌輸中產階級的母職價值觀。

專門化持續發展至第一次世界大戰之後〔參見〈專業化〉〕,專科醫院受到病人的歡迎,逐漸納為醫院體系的一部分。新型的機構陸續創立:英國的農舍醫院(cottage hospitals)服務鄉下人口,十九世紀晚期出現的肺癆療養院,則是以治療結核病為中心的機構,且在兩次世界大戰之間都很受歡迎,直到他們的功能被盤尼西林與新型診斷技術所取代。專門化並不僅限於專科醫院。雖然總醫院的適應緩慢,但仍舊在十九世紀建立了新的專科臨床與門診部門,而訓練醫療人員與吸引學生的需求則推動了教學醫院的專門化。在許多醫院首先設立的是眼科,接下來則是耳鼻喉科和產科病房。巴黎的公共救濟局(Assistance Publique)對專科病房的支持,對專科醫療人員日益增加的認可,都助長了這個過程。電療部在1880年代之後越來越普遍,而X光機等新科技的引進,帶來新專科部門的成立,以提供診斷服務。在1920與1930年代以特定醫療或外科專科為核心,或是因為新的科技與科學學科,而

成立新的專科部門。到了1930年代，專門化與專科
服務成為醫療的重要特徵。有些歷史學者認為，專門
化以及臨床專科的發展，是醫院醫療化的動力。

◆ 醫療化 ◆

　　醫院可被視為醫療化的典範，在現代醫學發展中
扮演無可置疑的角色。關於醫院興起的說法，可提出
一則現代性的編年紀事，追溯醫療化的軌跡，以及呈
現醫院由社會功能轉變為治療功能的表象。近現代的
醫院被形容為宗教機構，或是用來控制窮人的地方，
所提供的醫療照護有限。這些機構之所以給人的印象
很差，來自當時的人對這些機構的攻擊，或是將它們
視為鎮壓工具的傅柯式描述。一般的假設是，醫院於
十八世紀中期在醫療人員推動下，展開醫療化的過
程。雖然歷史學者對醫療化的過程越來越敏感，但醫
院還是常被呈現為從事實驗與發現的地點，而非提供
場所與資源來促進創新與醫療化。然而，相對於上述
說法，醫療化其實是個更為多面的漸進現象。

　　在近現代的醫院，即便醫學經常要服膺宗教的關
懷，但這並不意味它們是充斥苦難、迷信或鎮壓的
機構。醫療是近現代醫院重要的特徵。醫院可能是
陰鬱的場所，但十六與十七世紀的記載也指出，這些

機構提供複雜的醫療設施，在義大利的中部和北部特別如此。佛羅倫斯的醫院在十五和十六世紀有許多和現代醫院相同的特徵，包括由俗人來管理、醫生駐診以及擁有儲藏和調製藥方的藥房。隨著醫院取得更明確的治療功能，此一模式傳播到歐洲其他地方。就當時的標準而言，許多這類機構提供相當好的照護。休息的床舖、乾淨的被單、滋養的食品加上溫和的醫療和護理，是照護的必要成分。其中護理是由慈善女兒（Daughters of Charity）這類宗教修會〔參見〈宗教〉〕所提供。這樣的醫療系統和近現代採用大膽療法的傳統形象並不符合。

在十七世紀，總醫院僱用外科醫師，也安排醫療人員每天巡房，變得更為醫療化。醫院還提供有限空間以從事治療創新。例如，羅馬的醫院研究礦物礬石與汞的治療效果，而聖靈醫院（Santo Spirito hospital）則生產以金雞納樹皮為原料的退燒藥物而著名。這點在帕多瓦更為明顯，十七世紀，當地醫院為了教學和研究而慣常進行解剖，並在病房教授實用課程。此一作法傳播到荷蘭的烏得勒支（Utrecht）以及哈勒（Halle），但臨床教學成為課程的一部分，則是賀曼・波哈維（Herman Boerhaave）在萊頓（Leiden）的創舉。波哈維被稱為「全歐洲的老師」，還激勵其他人建立臨床教學。臨床教導起先是零零星星的，但從十七世紀中葉開

始，醫院慢慢被用來進行醫學訓練和研究。

雖然不該輕視近現代醫院的醫療功能，也不該輕忽它們對專業結構漸增的重要性，然而要到十八世紀與十九世紀初期，醫院的醫療功能與行政功能才發展至超越救濟窮苦病人的傳統機構安排形式。在十八世紀，總醫院開始拓展其醫學功能與教學功能。愛丁堡在1748年開始進行臨床教學，維也納在1754年，而布拉格則在1786年，然而直到1789年革命之後的巴黎，此一共同模式才取得系統性的形式〔參見〈解剖學〉〕。隨著臨床觀察、身體檢查與病理解剖學等相關觀念的傳播，十八世紀晚期受訓練的醫師開始取得醫院的職位，醫院在十九世紀進入了醫學主流〔參見〈解剖學〉〕。醫院的照護變得不同於家庭醫療。就體制的層次而言，醫院成為訓練醫師與建構醫療知識的核心，教學醫院成為與先進（以及日益學院式的）醫學相關的崇高機構。到了1890年代，醫院已經穩固成為進行治療、研究和醫學教育的昂貴機構。

醫學與外科的改變、訓練的制度化以及護理改革，都和此一轉型密切相關〔參見〈護理〉〕。對許多歷史學者而言，巴黎的醫療改革將醫院轉變成為以臨床和局部病理學為基礎的一種醫學新風格的場域。然而，這些變遷並不僅限於對疾病過程的理解，或是敲

診與聽診器等新的診斷方法和工具的出現。補充營養並提振元氣的治療法，開始取代放血這類降低元氣的舊式治療法；這時也開始使用治療局部傷口的新方法、更充足的飲食和更常使用刺激性的藥品。新的止痛方式（麻醉）和傷口處理（抗菌法）及其相關的外科變革，以及實驗室的重要性日益增加，皆被認為是醫學革命的核心〔參見〈外科〉〕。歷史學者注意到以下的轉變，十九世紀早期所進行的手術種類很少，而二十世紀初期由於引進新的手術步驟，以及醫療人員重視手術進行的環境，使得外科治療主導了醫院。在同一時期，醫院成為部署新式診斷服務的地方。雖然聽診器這類技術也用於私人開業，但其他像是 X 光機等新技術，是如此地大型、複雜與昂貴，以至於它們只能在醫院中使用。某些實驗室的診斷設施，像是細菌學或是化學分析，也為一般科醫師提供服務；醫院和實驗室醫學（laboratory medicine）的結合，帶來的是醫學的機構化。

科學的語言與外科的改變說服了病人，使得他們認為醫院是接受治療的最好場所，這樣的變遷反映在付費病床的床數增加，此過程在英格蘭和法國相當明顯。到了 1914 年，不管是何種社會階級的病人，如果他們想要接受複雜的醫學檢查和外科治療，就必須到醫院。這帶來的後果之一，是病人自主性的降低。

不該高估醫療化的程度與速度，歷史記載通常只把焦點放在頂尖醫院或教學醫院的經驗，即便這些機構擁有不成比例的影響力，但它們的經驗也不該被概括化，機構的文化和做法是很難迅速改變的。十八世紀晚期醫院的特色往往是其混亂的性質，而非醫療照護。醫院必須適應既有建築所創造出的物質環境；在主要都會中心之外，醫學與外科的變遷並不會馬上或徹底地改變現有的治療方式，醫療化的過程是進展不均的。法國醫院因為舊建築與位在市中心的侷限，落後於德國與英國。新的做法和科技滲透緩慢，特別是在小型或鄉下的醫院。在許多歐洲醫院，藥物治療相當簡單，外科步驟也很有限。醫院的照護經常意味著臥床休息和護理，而非介入性的治療。無論進步的修辭和印象如何，十九世紀末有些醫院仍舊是相當簡陋而混亂的機構。

第一次世界大戰的經驗凸顯出醫院需要更好的設備，也有必要改善手術房、實驗室與臨床設備。在1920與1930年代人們對醫院進行相當的投資，它們成為現代醫學的大教堂；大學醫院則是學院醫學和醫學教育的關鍵場所。救護運送服務的成長，促使醫院成為傷害照護的焦點。專門化鼓舞了專科門診和病房的設立；複雜的醫療和外科介入，像是鐳放射線療法這類成本高昂的治療，以及心電圖（electrocardiogram）

儀器或生物化學檢測等新的治療與診斷技術,使得某些醫療服務集中於醫院。驗血等步驟與介入成為常規。然而,即便是1930年代,太過強調醫療化的程度仍是不智的。在大城市之外,進展依舊相當緩慢。雖然大型醫院能夠投資新的設備,但小型或鄉下的醫院仍舊處在相當貧乏的狀況。

儘管醫療化有其極限,到了1939年,醫院廣泛被視為是醫學研究與進步之所在,也是提供醫療照護的中心。另一種看待醫療化的方式是:考量地方因素與脈絡如何塑造創新與醫療化,並將之設想為一個進展不均勻的過程。

✦ 醫師與醫院 ✦

對於那些受到傅柯《臨床醫學的誕生》影響的人來說,醫療化的過程意味著醫師有更大的控制權,這是史學界根深蒂固的觀點,認為醫院醫學的興起,使得醫師在權力關係中占到絕對上風。在這樣的詮釋下,醫院是正規醫療人員捍衛其影響力與提升其職業地位的工具,醫師則是醫院數量增加及醫療化背後的動力。然而,從十六世紀起醫師就已經日益活躍於醫院,因此,若將十八世紀晚期巴黎發生的改革視為和過去的決裂,以及醫療控制深化的開端,會是忽略了

過去所發生的事情。

　　在十六與十七世紀，醫師、外科醫師以及其他的醫療人員開始常駐醫院。在巴黎的真神醫院隨著醫療照護的拓展，開始設立支領薪水的醫師與外科醫師職位，以及無給職的職務。醫院，特別是在都會中心，開始被視為是醫師與外科醫師的專業場所，為他們帶來收入與地位。然而，即使醫師與外科醫師在醫療照護的管理上取得更為顯著的角色，醫院仍舊是由外行人所組成的董事會或宗教修會所控制。這點在近現代的法國相當明顯：在地方上法國的醫院不論是住院管理、機構的維持以及食物與治療的提供，都不是醫療人員所控制，要到十八世紀隨著醫院的成長，他們才成為醫師主持的「照護之所」（houses of care）。

　　十八世紀醫院在醫學的專業與知識位階取得日益卓著的位置。對以病理解剖學和觀察為基礎的新式醫學教育的需求，和醫院數量的成長息息相關。醫院成為博取名聲以及創造與傳播正統知識的機構，而正統知識亦為正規醫療人員地位之所繫。大型的都會醫院，像是維也納的總醫院（Allgemeines Krankenhaus）或是倫敦的聖巴托羅謬醫院（St Bartholomew），被塑造為教育與實驗的場所。雖然正如上面的討論所指出，法國的改革能見度最高，醫學教育被整個翻新，並以醫

院病房和驗屍間為教育中心;然而,整個歐洲的醫院
經驗都與教學、專業身分以及知識生產結合在一起
〔參見〈專業化〉〕。在十九世紀,醫院成為醫學教育、
研究、知識建構以及醫療菁英事業的核心,即便這並
不意味這些醫院都有很好的環境或醫療照護水準。

醫療人員不只獲益於醫院在醫學知識和教育中日
益增加的重要性,透過為慈善醫院服務,醫療人員能
夠將自己呈現為充滿愛心而具有紳士風範的公民。對
公民文化做這樣的投資,不只讓他們能夠卸責,同時
也讓他們在競爭日益激烈的醫療市場中得到提攜與社
會資本。隨著醫院成為醫學權力與地位的象徵,在醫
院駐診是讓自己的服務具有高知名度,以及取得利潤
豐厚的醫療工作的好機會。到了 1850 年代,醫院已
經牢牢成為醫學菁英的權威基礎,他們更投入醫院工
作,而菁英地位也越來越等同於醫院正式的職位。

這些改變確實使醫院在專業上對醫師具有重要
性,但就醫院成為一個醫療空間而言,其所帶來的
衝擊,並不像一般認為的那般廣泛。正如上一節所指
出,醫院設立的關鍵是社會因素而非醫學理由。即使
專科醫院經常是具有企圖心的醫師所創設,但醫療人
員仍舊倚靠外行的支持者提供資金與管理。在德國,
大部分的醫療人員持續強調居家治療的重要性,而非

醫院治療；他們對公共衛生改良的強調，遠高於對醫院照護的重視。這使得德語區的醫師在1860年代之前，在醫院改革中扮演的角色相當有限。醫院對於醫療人員的重要性，也沒有馬上反映在醫療人員所具有的影響力上。老醫院的經營方式很像地主經營的田產，裡面的員工被視為僕人一般。新的慈善醫院和許多非營利的私人醫院，有著相同的模式，它們由一小群都會菁英所創立，或是由和這些菁英合作的醫師所創立；誰能對延續經營有所助益，誰就擁有權力；此種權力集中在一小群男性贊助者手上，他們主導了醫院的經營方式。這種情況對醫師的權威有重大影響。

在許多這樣的機構裡，醫師對病人的入院、病房或治療，都只有很有限的控制權；他們對醫院的管理方式更是難以過問。贊助者和管理者限制了醫療人員所能做的事情。從十九世紀中葉開始，他們又得和一群新的女護理長競逐護理與病房的控制權〔參見〈護理〉〕。雖然醫院人員對於門診病人掛號有更大的控制權，但也不罕見外行的董事會成員要求醫師解釋為何使用某種治療方法；醫院經營者也經常要求特定病人必須出院，而不顧醫師對於他們是否已經痊癒的判斷。在這樣的情況下，醫師經常強調，隨著醫學性質以及專業要求的改變，醫師必須對醫院有更大的影響力。醫院人員使用科學修辭來爭取不受外行人控制的

自主權，他們也借助實驗室醫學和外科所賦予他們的更高地位〔參見〈醫療與科學〉〕。然而那些經營醫院的人，很不願意將責任交給他們眼中一群社會地位雖有所提升、但仍舊低於自己的人。醫師為了控制醫院內部的運作方式而鬥爭；入院、診視與護理的安排，不可避免地都成為衝突點。

這樣的狀況在十九世紀晚期開始發生改變。資深的醫療人員開始被邀請參與管理委員會，更多的經費被用來支持醫院的醫療與外科功能、購買新的儀器、增加病房以及發展專科的服務。為何發生這樣的轉變，原因還不清楚。大眾對醫療科學有效性的信心增加，有助於改變醫師在社會中與醫院中的地位。醫師利用這點以及病人對於醫院照護的需求增高，來彰顯他們有權力影響醫院的經營方式。二十世紀上半在治療上的突破，進一步提高醫院做為醫療空間與科學空間的地位。管理階層發現，他們對醫院的組織方式或病人的治療方式，越來越無法置喙。醫學的進展使得他們必須將更多的權威交給醫療人員，而管理則變得更為官僚化。不同於傳統的編年敘述，事實上要到十九世紀晚期，隨著醫學對治療疾病更為有效，醫療專業才在醫院的經營管理上，取得具有影響力的位置。

✦ 醫院和病人 ✦

在醫院史中，病人經常是沉默的，只是被控制或接受醫療步驟的客體。大多數的闡釋，都把焦點放在識字或中產階級的病人，或是分類醫院所治療之不同疾病的病人數量，以及計算醫院的死亡率。雖然對病人的興趣開始增加，但很少有歷史學者像根特·里斯（Guenter Risse）在《啟蒙時代蘇格蘭的醫院生活》（Hospital Life in Enlightenment Scotland, 1986）那般，嘗試以病人做為歷史的中心。稍早的歷史文獻所呈現出的主要圖像是：在十九世紀之前醫院是不衛生的機構，也是「通往死亡的大門」，而病人則想盡辦法避免進入醫院。1960年代的研究則顯示，這種對於醫院的慘澹呈現，主要來自於十八世紀批評者的負面看法，以及巴黎真神醫院當時的可怕情況。修正主義者認為，當時的醫院並不是「通往死亡的大門」，醫院中的死亡率其實相對的低。例如在1518到1522年之間，佛羅倫斯的新聖瑪利亞醫院（Santa Maria Nuova）的平均死亡率只略高於百分之八，而十八世紀法國經營最完善的那些醫院，死亡率都在百分之十以下。十九世紀試圖控制病房傳染病爆發（通常稱為醫院病）的努力，以及抗菌方法的逐漸引進，減少了手術後的死亡率，並且改善了醫院治療環境的形象。

　　雖然醫院「通往死亡的大門」這樣的形象，沒有得到證據的支持，但關於醫院究竟治療哪些人，仍舊充滿疑問。不同的醫院有不同的病人群，不同類型的機構（慈善的與國立的）也有所不同，而機構之間也有差異，例如，國立的醫院會收治更多的重症患者或罹患不治之症者。有好幾個因素會影響醫院收病人的政策：慈善網絡和社會網絡、病人的要求、人口健康不良的程度、病情的性質、醫院經營者和醫療人員的態度、醫院和病人的財政資源、醫療知識和科技等，都是重要的因素。病人也可以決定何時何處就醫；直到十九世紀結束之前，醫院很少是他們的首選，而入院的難易程度也有所差異。許多醫院位在城鎮，因此鄉下地區取得的機構照護很有限。直到十九世紀中葉，在大量開設專科醫院和產科醫院之前，婦孺和老人要取得醫療照護仍舊困難重重。

　　有些近現代的醫院廣泛收容病人，但其他的醫院，特別是義大利邦國的醫院，有很嚴格的入院政策，會排除掉罹患傳染病與不治之症的病人。醫院收治的病人大多罹患急性疾病，住院時間不長且可以治癒；這樣的入院標準，解釋了為何近現代醫院的死亡率並不高。到了十八世紀，雖然收治可以治癒的病人仍舊重要，但隨著醫院功能的改變，病人入院的標準更加嚴格。總醫院企圖排除罹患不治之症者（像是身

體殘障者）、傳染病患、精神病患、性病病患、懷孕
婦女與小孩，這類病人必須在專門的機構治療。大多
數醫院在理想上都只想收容罹患急性疾病且品格端正
的窮人。雖然這一類的人很難明確界定，但含括那些
努力維持家庭生計而值得尊重的窮人。理論上，家境
較為寬裕的病人會在家中或是在其他機構接受治療；
而赤貧者或是品行不端的窮人，則會由國家在勞動收
容所這類特定機構收容。然而，入院的狀況並不見得
都依循嚴格的指標，機構公開宣示的目標和實際作為
常有落差。醫療人員對門診病人則有某種程度的控
制：他們對教學或是罕見、複雜的病情感興趣，因此
經常扭曲醫院的收容政策。

對維多利亞時代精神病院的研究顯示，個人、家
庭、社區和公共福利單位，在救濟的協商以及入院和
住院的決定，都扮演重要的角色〔參見〈精神病院〉〕。
這也適用於醫院。雖然窮人的選擇不像有錢人那麼
多，但他們仍舊有相當的辦法來協商自己受到的照
護。醫院是一種戰略資源，可在身體不適的某些階段
使用，或者在遇到困難的時候利用。例如，產科醫院
讓婦女可以免費取得在家中無法得到的產科照護。醫
院也是健康照護多層系統的一部分。雖然這個系統有
些混亂，但是地方福利單位會投保地方醫院或協調某
些安排，教會、其他的慈善機構、工作場所或雇主也

會投保，地方醫師和地方政府單位也會參加這樣的安排。相較於病人住院的規則，此種狀況創造出更複雜的入院模式。

醫院病人主要是失去自立能力，或缺乏家庭與社區網路支持的人。例如，十八世紀尼姆（Nimes）的真神醫院所收治的病人多是遷移到該區的單身者。十九世紀工業化、遷徙和都市化等巨大的社會變遷，創造出一群缺乏傳統網絡支持的人。因此，對醫院的需求也隨之增加。例如，巴黎的拉希波席耶醫院（Lariboisière Hospital）服務的對象，是相對年輕而有工作的低階中產階級人口。雖然大多數病人有工作，但他們卻是剛搬到巴黎的人或是獨居者。證據顯示，對醫院照護的需求超過了供給。受傷者總是能得到治療，而罹患傳染病或性病等病症的病人，理想上是要排除在醫院之外的，實際上卻常常不見得如此。

十九世紀新的治療方法、技術和護理改革，改變了醫院照護的性質，和對醫院醫學的觀感。例如，新的開刀房和無菌技術的採用，讓醫院擁有比居家環境更好、更安全的外科設施。專業結構的改變，以及學生與老師之間的聯繫，鼓勵了轉診系統的發展。這些變化使醫院成為更有秩序也更有紀律的環境，在倫敦聖巴托羅謬醫院皮卡恩病房（Pitcairn ward）的照片中，

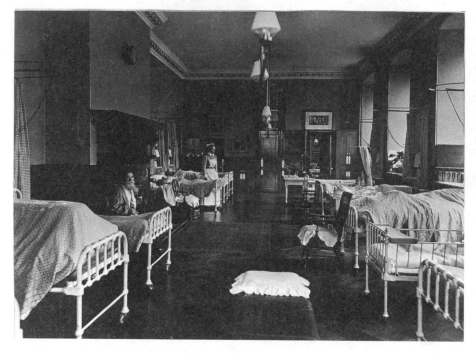

圖 8.1 ───倫敦聖巴托羅謬醫院的皮卡恩病房（Pitcairn ward），
時間約在1908年。
圖像來源：Wellcome Library, London。

可以清楚看出這點。醫院開始受到歡迎，也善於利用這樣的社會支持。在此同時，社會變遷創造了新的社會群體，也使那些缺乏網絡支持者或確實需要機構健康照護者的數量增加。正如表 8-1 顯示的倫敦情況，這些變遷帶來的結果是，醫院成為能見度更高也更可行的醫療與外科照護地點，住院和門診病人的數量也大為增加。

對機構照護的觀感改變，使得醫院收治病人的地理範圍和社會背景，亦隨之拓寬。歐洲許多都市的醫院增加新的病房和門診設施，來因應收治人數的增加。也出現新的醫院，以迎合中產階級對於機構照護需求的增加。英國則在鄉村地區設立了由一般科醫

表 8.1 ——— 倫敦主要總醫院的入院數量（1809-95 年）

醫院	住院病人		門診病人	
	1809年	1895年	1809年	1895年
倫敦	1,406	10,599	877	152,411
米德魯	555	3,404	522	41,707
聖巴托羅謬	3,849	6,674	45,410	59,063
聖喬治	1,450	4,191	1,211	28,392
聖湯瑪斯	2,789	6,150	4,322	112,056
西敏市	627	2,934	687	24,247

師主持的農舍醫院。法國則由同時照護窮人與中產階級的機構，取代了傳統的醫院。另一個較不受歡迎的做法，則是在總醫院裡設立私人的病床和病房。在英國、法國和德國，對醫院照護的更大需求以及付費病床的出現，促動了保險制度的發展。醫院收治者社會層面的擴展，帶來的衝擊在德國最為清楚；到了十九世紀末，該國百分之六十五的病人是由保險基金給付部分費用。

在二十世紀的前三十年，對醫院照護的需求持續增加。科學的發展、醫院的專業化（包括護理），乃至生產的醫療化，都進一步消除了醫院專為窮人服務的形象。保險制度延伸及社會福利供應，確認了這樣的趨勢與社會關係變遷。法國醫院體系瀕臨財政崩潰，使得地方政府進一步介入醫院的管理並提供經費。醫院被要求收治新的病人類型，在某些地區，則提供免費的醫院照護。1928 年的立法，使三分之一的法國人口獲得醫院保險。1930 年代的全球蕭條，使得許多人失去資源，也限縮了傳統的支持網絡，這使得原本會付費接受私人治療的病人，開始尋求醫院的照護。英國的醫院掙扎著應付不斷增加的需求。英國有所謂的醫院捐助制度，工人至少用百分之一的薪資來支持地方醫院，而在生病時可得到免費治療。這種制度的成長，提高了病人的期待。定期捐款的參與

者在地方醫院獲得免費治療，而無須受到排富條款的限制。捐助制度增加了病人的權利，並創造出類似保險的系統，成為更廣泛協調健康照護的做法〔參見〈健康照護與國家〉〕。在法國，國家的補助促成醫院收治者背景的轉變，越來越多的中產階級病人尋求醫院的照護，而且範圍並不僅限於外傷或急診。新的醫院有更多的私人付費病床，而付費病人的數量也戲劇性的成長。法國維奇政權（Vichy regime, 1940-1944）鞏固了此一醫院照護的民主化潮流，在1941年宣佈公立醫院對所有法國公民開放。英國則在次年公佈了影響深遠的貝佛里基報告（Beveridge Report），主張建立免費的健康照護體系。雖然戰後福利改革的情況不一，但英國在1940年代已經牢牢建立的原則是：醫院要為所有階級的病人服務〔參見〈健康照護與國家〉〕。

✦ 結論 ✦

到了1920和1930年代，醫院在醫療中的地位已經無可動搖。醫院連結了醫療處置、科技與進步，其提供健康照護的中心角色，反映於二次世界大戰（1939-45年）之後所建立的福利體系。在1945年之後，隨著內視鏡手術等新治療方法的發展，住院時間也隨之縮短，而對醫療科技產生更大的依賴。然而，隨著對於機構照護的性質、異化與有效性的批評出現

之後，環繞著醫院的樂觀氣氛開始消退。這時轉為更
加強調基層醫療（primary care）的重要性，而醫院治療
成本的增加，則對陷入困境的社會福利方案造成問題
〔參見〈健康照護與國家〉〕。對醫院照護之價值或性質的
質疑，顯示由它們來提供健康照護以及它們在醫療的
中心位置，不能被視為理所當然。醫院經歷一個複雜
的過程，才主導了醫療風光、醫療人員的訓練方式以
及醫學研究。醫院的歷史所顯示的，不是與過去的突
然斷裂，其社會角色與醫療角色有著相當大的連續
性。儘管慈善與醫院機構文化的連結相當強韌，到了
二十世紀隨著醫院進入醫學主流，也日漸遠離最初為
生病窮人提供照護的制度安排；然而，正如本章所指
出，這個醫療化的過程並不同於表面所見。

進階讀物

❖ 對於中世紀到二十世紀的醫院,最佳的綜覽仍舊是 Lindsay Granshaw and Roy Porter (eds), *The Hospital in History* (London: Routledge, 1989)。

Guenter Risse, *Mending Bodies Saving Souls: A History of Hospitals* (New York and Oxford: Oxford University Press, 1999) 對範圍廣泛的機構形式提出企圖心龐大的解釋,說出一則關於醫院各方面之創新的故事,並強調其經驗面,但由於它的焦點放在個案上,使得這本書要做為一部綜覽,是有些問題的。

John Henderson, Peregrine Horden and Alessandro Pastore (eds), *The Impact of Hospitals 300-2000* (Bern: Peter Lang, 2007) 這本書的導論呈現修正主義的研究發展,並提出關於醫院發展的生動說明。

❖ 關於近現代法國,請參閱 Laurence Brockliss and Colin Jones, *The Medical World of Early Modern France* (Oxford: Clarendon Press, 1997),或是 Colin Jones, *The Charitable Imperative: Hospitals and Nursing in Ancien Régime and Revolutionary France* (London: Routledge, 1989)。John Henderson, *The Renaissance Hospital: Healing the Body and Healing the Soul* (New Haven, CT; Yale University Press, 2006) 檢視文藝復興時代的佛羅倫斯。

Annemarie Kinzelbach, 'Hospitals, Medicine and Society', *Renaissance Studies* 15 (2001), pp. 217-28 則關照十六世紀的德國。

❖ 關於私人非營利醫院有可觀的研究文獻:John Pickstone, *Medicine and Industrial Society: A History of Hospital Development in Manchester and its Region, 1752-1946* (Manchester: Manchester University Press, 1985)、Hilary Marland, *Medicine and*

Society in Wakefield and Huddersfield, 1780-1870 (Cambridge: Cambridge University Press, 1987)，以及 Keir Waddington, *Charity and the London Hospitals, 1850-1898* (Woodbridge: Boydell, 2000)，提出修正主義的詮釋。

Guenter Risse, *Hospital Life in Enlightenment Scotland: Care and Teaching at the Royal Infirmary of Edinburgh* (Cambridge: Cambridge University Press, 1986)提出以病人為中心的看法。

❖ 關於十九世紀的醫院及其在醫學中的位置，明顯的起點是 Michel Foucault, *The Birth of the Clinic*, trans. A.M. Sheridan (London: Tavistock, 1973)，以及 Erwin Ackerknecht, *Medicine at the Paris Hospital 1794-1848* (Baltimore, MD: Johns Hopkins University Press, 1967)。

Mary Fissell, *Patients, Power and the Poor in Eighteenth Century Bristol* (Cambridge: Cambridge University Press, 1991)則在英國的脈絡檢視「臨床醫學的誕生」。

Lindsay Granshaw, '"Fame and Fortune by Means of Bricks and Mortar": The Medical Profession and Specialist Hospitals in Britain 1800-1948', 收錄於 Lindsay Granshaw and Roy Porter (eds), *The Hospital in History* (London: Routledge, 1989), pp. 199-200，是對英國專科醫院成長的概觀。

George Weisz, 'The Emergence of Medical Specialization in the Nineteenth Century', *Bulletin of the History of Medicine* 77 (2003), pp. 536-75，則提供了比較研究。

❖ 二十世紀醫院的研究文獻較為有限，大部分處理國家醫療或地方醫療，關於英國的概觀可參閱 Martin Gorsky, John Mohan with Tim Willis, *Mutualism and Health Care: British Hospital Contributory Schemes in the Twentieth Century* (Manchester: Manchester University Press, 2006)，或是 Steve Cherry, *Medical Services and the Hospitals 1860-1939* (Cambridge: Cambridge

University Press, 1996)。

❖ 關於法國則參閱 Timothy Smith, *Creating the Welfare State in France, 1880-1940* (Montreal: McGill-Queen's University Press, 2003)。

由於醫院史和醫學教育史有所重疊，Thomas N. Bonner, *Becoming a Physician, Medical Education in Britain, France, Germany and the United States, 1750-1945* (New York and Oxford: Oxford University Press, 1995) 提出比較研究。

John Thompson and Grace Goldin, *The Hospital* (New Haven, CT: Yale University Press, 1975) 是關於醫院建築的經典研究。

新近著作可參閱 Christine Stevenson, *Medicine and Magnificence: British Hospital and Asylum Architecture, 1660-1815* (New Haven, CT: Yale University Press, 2000)。

CHAPTER 9
醫療人員與專業化

PRACTITIONERS and
PROFESSIONALIZATION

專業化的概念是塑造醫學史的核心關切之一。對當代
人而言，是否身為醫學專業成員是個關鍵議題，緊密
扣連到地位、競爭與醫療的本質等關切。歷史學者也
同樣關心專業化的過程，並且廣泛運用此一概念來研
究醫療、護理、醫院醫學以及精神醫學。本章無意支
持專業化的特定學說模型，而是要針對「如何成為一
位醫師」這個問題，勾勒不同的思考方式。對於專業
化的不同研究取向，本章予以評估，並指出競爭與地
位、證照制度、制度化訓練，以及專業內、外的衝突
等課題，對於構成專業化都很重要。

✦ 專業化的模式 ✦

學術界對於何謂專業，以及特定行業的專業化如
何發生，看法有重大分歧。歷史學者注意到，專業的
定義問題重重，於是借助社會學來尋求解釋。這反映
了社會科學對史學的影響。1970 年代以前，社會學
者大多認為專業的興起和社會進步密不可分，並以此
來解釋現代化；他們認為專業化就是特徵的累積，使
得該專業和其他職業團體有所不同。專業被界定為一
種參與：取得專門的知識、有正式的訓練、倫理或行
為準則、受到專業團體或政府的規範、壟斷執業、高

社會聲望，以及相當程度的自主。這是一個有吸引力的模型，讓社會學者和歷史學者可以衡量專業化。

1970年代不只是戰後專業力量的高點，也提出專業化的新說。受到專業人士自認擁有獨特特徵的自我界定所影響，早期的定義抽象而不具批判性；70年代所提出來的新模型，則和這些早期說法保持距離，而且立論方面非常倚重英美經驗。對醫學的激進批判導致對醫療化的悲觀看法，並且認為知識和權力有很強的關聯〔參見〈史學〉〕。受到這些潮流的影響，社會學家放棄研究特徵，而把注意力放在專業與階級結構的關係，強調專業在經濟、政治或技術上的高度自主，以及如何施展同儕控制。透過職業封閉性和壟斷等概念，社會學者標明專業在本質上就是自利與菁英主義。專業主義代表的是一種職業策略，利用知識、訓練與專業團體，來取得市場壟斷並加以正當化。

歷史學者則注意到專業文化是在特定的脈絡中產生，因此他們不會照單全收社會學對專業化的詮釋。例如，研究指出在法國與德國，國家在專業化過程中發揮更大的作用。對另類醫療及醫療市場的研究則凸顯出，用職業封閉性當作模型是問題重重的，因為這些研究說明了不同類型醫療人員的界線往往沒什麼道理。對醫學教育的研究，則質疑醫學只有單一入門

管道的假設;對英國與法國的證照制度的探討,則揭
露出證照規定通常無法建立壟斷。就更一般的層次而
言,歷史學者質疑將專業化簡化為醫生日益宰制病人
的權力關係。雖然,認為醫學權威在十九世紀日漸提
高的看法廣被接受,但醫學的影響力並不像過去所想
那般廣泛,在機構的層次上更是如此。專業化不再被
視為靜態地達成一套僵硬標準,而是一種修辭手段。
新的觀點認為,專業化是建立於專門技術與證照制度
的觀念基礎上。

　　由於在不同地方不同國家的不同脈絡下,專業化
的時程也不同,若只把注意力放在醫院或大學等醫
學經典場景,就會忽略掉其他相關的行動者,或是
把他們視為無足輕重的角色,例如,所謂的另類醫
療人員也追求專業化的目標。他們建立醫院、成立
學會並發行期刊,且同樣吸收一套科學的修辭來提
高他們的地位。另類醫療人員的經驗顯示,追求專
業化的目標並不是所謂「正統」醫療人員的專利。關
於性別與專業化的研究,則凸顯出排除與隔離對醫
療角色的認定的重要性;十九世紀則藉由強調資格
與法律規定的策略,來達成職業的封閉性,從而界
定誰是醫療專業的成員。

　　上述研究專業化的方法,可以延伸用來探討身

分、社會化以及實作等問題，進而涵蓋一些較不明確的專業化判準。例如一套簡單的身分模型（身分模型乃是以共同集體利益為基礎，形成團體認同），會有助於思考醫療人員如何界定自己與他人，以及特定團體如何凝聚。這種身分認同部分是透過醫學學會、制度化的訓練與期刊所塑造出來，醫療人員因而發展成有能見度的利益社群。社會化的模型則進一步指出，醫學教育的共同經驗是身分與價值傳承的重要管道。而所謂的他者研究（alterity studies）則提供進一步的類比，指出一個外在的「他者」如何形塑身分認同；對醫師與外科醫師而言，這個他者就是走方醫。也可更進一步借用社會心理學和社會人類學，以內部團體與外部團體的概念來檢視專業化，以及這些團體的界定是如何有助於集體身分的形成。實作與活動同樣也扮演重要的角色，實作不只創造出意義，也形塑身分，專科形成的過程最能說明這點。

儘管這些社會學模型有其限制，卻提供我們思考專業化的不同方法，而非直接告訴我們「專業」為何。專業化是個有彈性的過程，受到地方與國家的脈絡所塑造，同時也和身分、醫學知識與實作、地位與權威、競爭與訓練等問題密切相關。最重要的是，專業化應該被視為是個歷史決定的過程。

✦近現代時期的專業✦

對瑪格麗特・培林（Margaret Pelling）與查爾斯・
韋布斯特（Charles Webster）而言，十六世紀是「英格
蘭醫療行業發展特別重要的階段」。[1]即使英格蘭落後
於義大利，但它就像歐洲其他地方，可以辨識出醫療
專業團體的存在。這些團體當中，醫師（physician）與
外科醫師（surgeons）是最明確的。新的職業組織和身
分通常透過實作與行會組織形成。這是否意味著專業
化已經開始了呢？如果我們的研究取向強調的是取得
與眾不同的特徵，或是用權力的觀念以及壟斷的醫療
行為來判斷，那麼答案將會是否定的；然而，我們不
應該用現代的標準，來衡量十六與十七世紀發生的事
情。在近現代歐洲，雖然醫療還沒有嚴格的組織，也
沒有受到強力的管制，但已經不是尋常的職業了。

醫師、理髮師－外科醫師（barber-surgeons）以及
藥師（apothecaries），這三種不同的「官方」醫療人員
代表著分化的醫療社群。在十六與十七世紀，醫師、
外科醫師、以及在某種程度上較為遜色的藥師，已

1　Margaret Pelling and Charles Webster, 'Medical Practitioners', in Charles
　　Webster (ed.), *Healing, Medicine and Mortality in the Sixteenth Century*
　　(Cambridge: Cambridge University Press, 1979), pp. 165, 182-88.

經組成了醫療行會，像是羅馬醫師院（Rome College of Physicians）、或是巴黎外科醫師的聖孔姆學院（Collège de Saint Côme）。這些機構試圖控制某些特定的醫療領域，鼓吹行會的規矩，以及保護成員的經濟與政治利益。必須證明所受的訓練或能力，才能取得會員資格。相對地，授予會員的職業執照，規定了持有者在什麼地方可以從事哪些類型的治療與醫療活動。這類機構大多數都只管轄相當有限的地理範圍。雖然歐洲各地都有這類型的組織，但它們彼此有重要的差異。例如，在西班牙與義大利的諸城邦，醫療受到皇室以及市政當局的嚴格管制，但是在英格蘭卻只有少許的規範。儘管有著這樣的差異，發給證照的單位會確定其成員都有專門知識、達到特定的訓練要求，也都試圖控制醫療活動。

　　要了解這些擁有執照的醫療人員是否已形成專業，辦法之一是檢視醫療活動內部的劃分。大致而言，自認是醫學菁英的醫師，處理身體內部的問題，例如診斷與治療疾病和熱病。至少直到十八世紀之前，他們的知識主要來自大學教育。然而，醫師並不是一個同質的團體，開業成功有賴於爭取富有的贊助者和病人；小鎮開業的醫師，病人則主要是窮人或收入不高的人。不是所有的醫師都擁有大學學位，而醫師之間存在著強烈的競爭。儘管有著這些分歧，醫生

仍相當自覺地認為他們屬於同一專業；他們都認為醫學不只是一種行業而已，並且宣稱他們擔當崇高的角色。他們的權威基礎在於判斷力和治療建議，他們宣稱這來自於大學的學院醫學訓練。他們集體利用這種權威，宣稱他們有能力評斷其他類型的醫療人員。在西班牙與義大利的城邦，他們控制醫療體系，並成功取得皇室或市政當局的支持。

　　史學文獻常把注意力集中在醫師身上，讓人覺得他們主導了整個醫療活動。然而，儘管醫師努力維持他們菁英的地位，但他們並不想壟斷醫療。只要不會威脅到自身地位，他們會把外科與施藥等醫療活動留給其他類型的醫療人員。這些醫療人員的數量遠超過醫師，例如，1590 年代在法國大約有 3086 位外科醫師，而醫師只有 643 位。這些醫療人員也有自己的行會組織、專門知識以及訓練模式。外科醫師或理髮師—外科醫師，處理外傷、骨折與皮膚病等身體外在的問題，執行像是放血這類需要動手的醫療程序。由於他們帶有學徒訓練及經營生意的色彩，外科醫師常被形容為缺乏教育、且和理髮師及其他工匠沒有太大差別。第七章已經說明，如此誇張的形容通常並不正確，外科醫師與藥師提供了醫療照護不可或缺的角色。藥師調製與販售醫師的處方藥物和無法在家自製的藥方。他們分布廣泛且受病人歡迎，也組成

了行會，如法國的藥商與香料商公會（Communauté des Marchands-Apothicaires et Epiciers），並宣稱擁有製造和販賣藥物的壟斷權力。

　　儘管醫師試圖監控不同醫療人員的界線，醫者之間的區隔仍變易不居。即使是最嚴格的發照團體，像是巴黎的醫學系，也無法實施全面的管控。管轄權經常含糊不清，證照與其說是用來建立壟斷，不如說意在維持界線。各類型的醫療人員都販售療法與某種形式的醫療照護，藥師接受病人求診並獨立於醫師之外開立處方；外科醫師也執行內科治療，在鄉下地區尤其如此。不同類型的醫療人員所使用的診療方式，也有相當程度的重疊：外科醫師和醫師都對病人的病史進行冗長的討論、進行身體檢查，並且提供增進健康的養生建議。對許多人而言，藥師或外科醫師可能指涉任何一種醫療人員。

　　即使了解當時擁有執照的各類醫療人員之間界線模糊，使得事情變得複雜化，也還不足以涵蓋近現代歐洲醫療活動的全貌。擁有證照的醫療人員無法達成壟斷，不同社會階級的病人會尋求不同來源的治療，這種情況稀鬆平常。〔參見〈自助〉〕當時許多人似乎並不嚴格區分醫療人員有無執照，大多數的城鎮有好幾位醫療人員，有的基本上是騙子，有的則是技術高超

的醫療人員。培林與韋布斯特估計，倫敦在1600年有250位有執照的醫療人員，加上250位無照的醫療人員，共同為20萬居民服務。[2]由於普遍健康不良的狀況，加上許多病人長期生病，因此病人通常會很積極地尋求醫療照護，並且自主地決定願意接受哪些治療。許多需要醫療照護的人，通常會去看好幾個醫療人員，而且很少只聽一種建議就感到滿足。由於醫療活動是如此地多樣，可說當時的醫療人員包含了任何以照顧病人為業的人。

有些歷史學者用醫療市場的概念，來解釋為何有如此多樣的醫療人員，醫療市場的模型並不認為近現代時期的醫學是階序分明的，而指出當時有著多樣、多元且商業化的健康照護系統〔參見〈史學〉〕。以這種研究取向來探討醫療活動的歷史學者，強調醫病互動的經濟面。在一個專業化與醫療規範不太成功的環境，病人變成積極主動的行動者，而醫療人員則是企業家。醫療市場的概念讓我們注意到社會經濟力量的重要性，以及競爭是如何形塑就醫的管道，然而它也有其限制。這個概念含糊而界定不清，它傾向於強調衝突及經濟因素，而非醫療照護的實作面；雖然強調市場主導了臨床互動，但對於近現代時期的經濟或社

2　前引文，pp. 182-88.

會究竟如何運作，卻沒有多加描述。病人為何尋找某些特定的治療者，並非全受經濟所驅使，影響的因素還包括：病人對病情嚴重程度的認知、對治療者能力的判斷、價錢、時髦或流行，以及治療者在社區中的地位。

近現代時期的醫學特徵是多樣的醫療人員，而非單一的醫療專業，醫療市場的常態，乃是病人可以挑揀且同時尋求不同種類治療者的協助。治療者要在這樣的市場中建立地位，有賴其名聲、顧客及個人特質，而非治療能力。既要競爭又得合作，導致沒有任何團體可以達成壟斷，雖然只有醫師自覺擁有專業身分，但是可以看出當時存在的，並非是單一醫療專業，而是許多種類的職業團體與醫療人員皆涉入醫療照護工作。專業人員和走方醫的區別相當模糊，於是有照和無照這兩種醫療領域同時並存，而這兩者都缺乏組織且不團結。

✦ 性別與醫療活動：✦
婦女與現代初期的醫學

如果我們只把注意力放在醫師和男性醫療人員，就會忽略女性治療者在現代初期醫學所扮演的重要角色。早期的研究通常認為婦女，尤其是助產士，是無

知而危險的，這些研究並沒有仔細檢視女性治療者的活動，頂多只注意到女性是如何被排除在醫療過程之外。十六世紀晚期與十七世紀對女性治療者的攻擊，常被信以為真。近期的研究則質疑這些說法，並且指出婦女扮演了廣泛的健康照護角色。當時之所以出現形容她們是無知或危險的醜化說法，並不意味著女性治療人員受到禁止，或是來自性別偏見的攻擊，而是男性醫師試圖透過權力論述和種種努力，想要限制女性醫療人員帶來的競爭。

當然性別分工確實存在，很少有女性有醫學執照，而且十七世紀女性行醫的自由受到限制。女性受教育的管道也同樣受到限制，使得他們無法取得像醫師那樣的大學教育，此外現代初期的外科特別是專屬男性的領域，女性醫療人員受到法律的限制與騷擾。例如在波隆納（Bologna），官方認可的女性醫療工作僅限於擔任助產士，或是在取得許可的情況下販售成藥。然而，如果只強調正規醫療人員或是助產士，我們會忽略女性治療者在醫療市場中占有的位置。雖然女性通常沒有取得被承認的醫學頭銜，但她們扮演相當廣泛的治療角色，並且在正規與非正規的基礎上提供醫療照護。由於女性在家庭中的重要，進行某種形式的治療被視為是家務技藝的一部分，也期許她們積極扮演照護病人的角色〔參見〈自助〉〕。治療不見得是

有報酬的工作，有些會被認為是微不足道之事而沒有留下紀錄。建立在互助系統上的家庭照護和社區照護是相當重要的，婦女不論以妻子、母親、女兒或女僕的身分，皆從事很多這樣的工作；因此在家庭與社區中，女性都扮演著重要的醫療角色。

然而，若以為女性的治療工作僅侷限於家庭之中，或是女性頂多只是村莊裡不受承認的醫師，這類看法是經不起檢視的。事實上婦女也擔任許多不同種類的醫療者，其地位受到某種程度的接納且相當穩固，助產士是個重要的女性醫療領域，十六世紀一些城市開始要求助產士必修正式的課程。雖然鼓勵婦女在教區內從事待遇不高的醫療職務，但女性醫療人員並不僅侷限於擔任助產士。在地方上女性醫療人員的數量其實不少。她們也不限於從事地位低的職務：伊莉莎白一世時期倫敦的醫院僱用女性醫療人員，她們和男醫師與外科醫師一起工作。因此婦女並不僅限於從事護理、助產或家庭健康的維護，她們積極參與所有層次的醫療活動，並在相當重要的層面提供醫療服務。

✦ 國家、權力與權威：1700-1800 ✦

傳統上對專業化的看法認為，在法國大革命

（1789-99年）之前合格的醫療照護來自醫師、外科醫師和藥師這三個截然有別的團體，每個團體都有自己的訓練方式和在醫療階層中的位置；到了1900年，這種情況已然改變。此一編年強調，舊的分工方式在十九世紀遭到掃除，出現新的身分和訓練模式，並且在正規治療者和其他類型治療者之間建立起明確的區別。工業革命、啟蒙觀念、法國的醫學改革，以及政府日益介入證照制度，都是改造專業階層的關鍵。其所帶來的結果是，醫學變成單一、相對同質的專業團體，其特徵為一般科醫師（general practitioners）和醫院主治醫師（hospital consultants）的分工。[3]可以說，醫學到了十九世紀才成為現代意義下的專業。

此一階層觀點凸顯出不同醫療職業的相對社會地位，卻忽略了十八世紀醫學的複雜性。十八世紀的醫療行為要比以上描述更加多樣化。在十八世紀，隨著專業觀念更加明確、醫療與特定專業團體相關人數增加，開始打造出明確的專業身分。例如大衛・簡提柯（David Gentilcore）對義大利的研究指出，在1809至1810年之前，義大利有一萬名以上從事「治療技藝」（healing arts）的人，其中三千人是醫師〔參見進階讀物〕。

---

3 〔譯注〕一般科醫師(general practitioners)，常簡稱GP，是英國負責基層醫療的醫師，類似台灣的家庭科醫師；hospital consultants指擁有醫院專職的醫師，類似台灣的主治醫師或專科醫師。

受到日益增長的消費主義、工業化、都市化以及更為官僚的國家所驅動,醫療人員人數的增加和多樣化,反映的是對專門技術服務的需求。再加上啟蒙時代的實用主義和個人主義,都有助於界定專門團體。專業人士被視為專家,擁有特定領域的專門技術;由於他們的數量相對稀少,加上專業團體開始努力組織並且標榜其身分,都強化了他們的地位。

　　醫療市場的變化是瞭解十八世紀醫學的關鍵。具有活力的消費文化蓬勃成長,鼓勵醫學的商業化,導致醫療照護的需求增加〔參見〈自助〉〕。可支配的收入提高、出版成長、城鎮規模戲劇性增大,以及中間階層的力量與信心增加,創造出促進醫療商業面的理想環境。雖然上述解釋容易簡化地方脈絡,還假定了所有社會部門都以同樣方式獲益,然而,更大的醫療需求以及隨之而來的機會,都刺激了醫療市場的擴張和正規與非正規治療者的數量增加,從而強化了競爭。例如光在巴黎一地,到了 1770 年代就大約有 159 名醫師、206 名外科醫師、123 名藥師,和據估計高達 1778 名的走方醫。[4] 若考量狀況與需求的改變,此一擴張所帶來的後果是,不同類型的正規醫療人員的分野越來越沒有意義,因為在需求與環境的改變之下,他

4　Laurence Brockliss and Colin Jones, *The Medical World of Early Modern France* (Oxford: Clarendon Press,1997), pp. 527, 630-31.

們的區別日益模糊。有一批被界定為外科醫師－藥師
（surgeon-apothecaries）的醫療人員比例日益增加，特別
是在基層，為相當範圍的醫科、外科與婦產科毛病提
供治療。由於他們同時擁有醫科與外科的資格，大體
而言他們的工作內容並非依執照種類而定，而是依實
際醫療而定。從生意角度來看，這非常合理。

這種更為一般科的取向，是受到醫學思潮與正規
醫療人員訓練方式的改變所影響。雖然個人特質和紳
士風範仍舊受到重視，但隨著局部定位的疾病模型
〔參見〈解剖學〉〕日益受到支持，醫療人員更加強調專
門知識的價值觀以及內科與外科的逐漸統一；在此同
時，啟蒙觀念則強調實用教育與經驗研究對進步的重
要。就讀大學（醫師）與學徒實習（外科醫師和藥師）
的傳統訓練模式崩解，而發展出以私立醫學校與醫院
學校（hospital schools）為中心、更具企業精神也更加制
度化的訓練。就讀私立醫學校或醫院學校，為醫療人
員帶來市場利益：他們宣稱自己是擁有特殊知識而與
眾不同的專家。在1750年之後隨著臨床訓練的制度
化和正式化，外科醫師和醫師逐漸一起工作。結果傳
統位階越來越沒有意義，也有越來越多的醫療人員成
為的一般科醫師。

新的專業身分在十八世紀漸漸被塑造出來，這是

因為仇醫的嘲諷與日益強烈的競爭，使得正規醫療人員更為團結，醫療機構和醫療團體尋求伸張其權威。地方性與全國性的醫學會與醫學刊物的創立，也有助於培養團體認同感。例如在1737年創立的愛丁堡醫學會（Edinburgh's Medical Society），目標就是要建立專業聯繫並加以維持。這些學會提供重要的專業聲音和專業空間；而比利時醫學聯盟（Fédération Médicale Belge）這類的全國性醫學組織，則積極推動證照體系的改革。在此同時醫療人員由於當時人對健康的關切而得到好處，並且利用出版品來彰顯其身分認同。

儘管醫療市場成長而專業身分也獲得肯定，正規醫療人員還是很少站上有力的位置。醫學知識與醫學訓練的改變並沒有為專業權力提供明確的基礎。就其地位而言醫師依舊遭遇困難，許多人仍被排除在傳統男性權威結構之外。相關研究指出，十八世紀的醫療是由需求面所推動的，床邊醫學（bedside medicine）仍舊占主導地位，病人也仍舊擁有主導醫病互動的權力。社會學者尼可拉斯·朱森（Nicholas Jewson）在《社會學》這份期刊，發表兩篇深具影響力的文章（1974; 1976），他主張英國醫師在床邊的作為，反映了他們的地位和權力以及由其醫學知識所衍生的社會脈絡。對朱森而言，近現代英國社會重視上尊下卑並把醫學視為商品，這確保了權力落在病人手上，病人決定在

什麼地點接受怎樣的治療。這創造出一個由病人主顧（patronage）的系統，在系統中醫師的技術權威份量低微。雖然朱森的研究主要是英國，但主顧關係是十八世紀歐洲重要的社會政治現象，而諮詢醫療人員並決定是否接受其意見的責任在於病人或他們的家屬。醫療牽涉到病人主動的決策過程，病人與他們請來提供特定意見或治療的醫療人員進行協商。協議的結果以及病人付出的費用，依據的並非任何專業標準而是病人的滿意度，所以醫療人員熱衷於讓醫療符合病人的要求或流行。因此醫學通常是以病人為中心，而醫者的生意不只有賴他們治療能力，也有賴於他們的個人特質、形象和商業能力。

這並不是說十八世紀的醫療人員總是順從病人。雖然大多數的醫病互動是協商的結果，個別醫師的地位有賴幾樣因素，包括出身與文化水準以及病人多寡、能力與經營技巧。階級與性別同樣能夠改變病人與醫師之間的權力關係。十八世紀中期對於疾病局部定位的日益強調，使得醫生的權威日益提升〔參見〈解剖學〉〕，在醫院受訓的新型正規醫療人員（下詳），能擁有更大的權威。醫學校或大學的職位、出版、政治或宗教的關係，或是地方上的職位，都會增加醫生的聲望。即使有些正規醫療人員開始伸張自己的地位，還是有許多人意識到他們在社會上與政治上相對

邊緣的地位，而努力培養他們的地位以及順從社會與民間的期許。上述努力雖和訓練與知識有關，然而，要提升正規醫療人員的專家形象，從事植物學研究或古玩收藏這類啟蒙活動以及定時做禮拜，都可用來累積社會資本。當疫病發生時，英勇的服務也會增加社會資本，能用來吸引病人與取得地位。例如法國馬賽於1720-21年發生瘟疫，醫生就以幫官方服務來強化其專業權威。醫者參與醫院等地方慈善機構或捐錢給民間組織，能夠以仁慈而具有紳士風範的公民面貌出現，進而取得社會資本和主顧網絡。

因此十八世紀是個重新塑造專業身分的時期。這段時間出現許多醫療專業人員團體，消費者的需求與醫療市場成長影響其訓練和作為，更甚於傳統的證照規定。主顧與地位通常要比技能來得重要，然而，專業組織的創建、對專家服務的需求增加以及更為一致的訓練模式，即使沒有創造出單一專業，也確實開始塑造出自覺的專業身分與專業結構，並開始為病人與國家所接受。

✦ 知識、權力與醫院 ✦

正如前一章所討論，一般認為十八世紀末、十九世紀初，以法國在大革命（1789-99年）後的改

革為代表、以臨床觀察和解剖室為基礎的新式醫學
（醫院醫學），是形成專業意識型態與提高醫生權威的
關鍵。此一說法認為，知識、權力和醫院是密不可分
的，以病理解剖為基礎的新疾病理論，提供了規訓與
控制病人的方法。此外，床邊醫學的醫療人員必須培
養個人特質；但在醫院中病人不再是主顧，而變成慈
善施捨的對象與疾病的所在。醫療人員利用醫院和以
醫院為基礎的訓練結合理論與實作，所伸張的科學知
識不同於俗民對疾病的理解。這使得他們可以確保其
影響力和提升專業地位，醫病關係的重構導致權力關
係轉變為有利於醫療人員。

歷史學者偏向此一說法，但是對於從「床邊醫學」
到「醫院醫學」的轉變，他們在提出一套理想化的觀
點時，往往只申論醫學的宰制日深，卻忽略了自費病
人所接受的治療是相當不同的。至少在1890年代之
前，大多數的治療是在病人家中進行，而大多數的醫
院主要是收容生病的窮人。如果醫院內試圖規訓病
人，在醫院外病人仍舊是主顧，不只主動尋求醫療還
質疑醫者的診斷和治療。因此，新舊作法是並存的，
十八與十九世紀的醫療，其連續性遠超過上述轉變模
型所暗示的。

醫生並不一定擁有凌駕病人之上的權威，但醫院

確實對專業結構有所影響，它成為一種象徵、強化了認同感，並透過共同課程而界定出一套知識。儘管這種變化在各地並不一致，然而在大多數歐洲國家，醫院訓練於十九世紀早期成為正規醫療人員在專業上、知識上與收入上之階層秩序的重要要素。醫院是個取得經驗、傳播觀念與進行教學的地方，符合臨床教學與知識的需求並削弱證照核發機構的權力。他們也提供醫療人員共同的經驗：在病房、講堂與解剖室一起接受訓練，幫助學生建立情誼並且灌輸他們團體價值。這強化了專業認同。醫學校在十九世紀中葉，透過進一步灌輸這些價值以強化工作模式；學生因為運動競賽所發展出的團體生活，則在十九世紀晚期更加強化了這種形式。醫院訓練同樣有助於建立專業網絡，這些網絡或以學校，或以愛丁堡的李斯德這類有影響力的老師為中心。當醫院成為學習與知識生產的中心，醫院職位也帶來醫界與公眾的地位。醫院裡的醫師和外科醫師開始自認為是新的醫學菁英，故進一步削弱傳統位階，取而代之的是醫院主治醫師和一般科醫師更加二元分化的結構。

雖然醫院成為醫療權威得以擴展的場域，以及強化專業連結的社交機制，但也有其限制。權力從來就不是單方的。病人仍舊保有行動能力，他們不見得總是願意服從機構的規則，醫院人員也不一定能

施展完全的權威。至少直到二十世紀之前，醫療人員的權威和影響力在許多醫院都有限制。雖然醫院和權力的聯結並沒那麼簡單，但醫院確實對醫學日增的價值，創造出一種體制環境，肯定了專業身分並建立起新的階序。

✦ 競爭與規範 ✦

安德魯·阿波特（Andrew Abbott）在他的《專業系統》（*The System of Professions, 1988*）一書強調，專業化在很大的程度上是由不同專業之間的競爭與衝突所塑造的。十八世紀晚期與十九世紀的醫學，似乎符合阿波特的觀念。醫療需求增加，創造新的機會，但進入醫療這行的人數也增加了，所以競爭也跟著增加。十九世紀初正規醫療人員悲嘆，醫療行業已經過度飽和了。

雖然正規醫療人員個別採取策略來應付競爭，例如爭取機構與地方政府的職位，但對於市場過度飽和仍有憂慮，因為有來自於走方醫和另類治療者的威脅。這類治療者在十六與十七世紀是令人困擾的小麻煩，但1750年之後他們成了重大競爭者，正規醫療人員透過與其對立來界定己方。全國性醫療市場與醫學消費主義的擴張，使得非正規治療者的數量快速增加〔參見〈自助〉〕。雖然這段期間和過去有著某些延續

性，但非正規醫療者也出現了新的風貌和形態，他們利用日益增加的醫療需求、新的市場機會乃至一般人對學院醫學的懷疑。專利藥（其實就是成藥）和走方醫的療法，提供了不同階層病人舒緩病痛的辦法，很受歡迎。走方醫是個很有彈性的團體，不過通常都與祕方有關，而且是醫療市場中最具有創業精神的部門。至於像梅斯美術或順勢療法（homeopathy）這類的醫療系統則不同，這些另類療法和許多意見一樣，攻擊主流醫學的過度治療和失敗。隨著醫療市場的成長，使得另類醫療系統有辦法嶄露頭角，在十八世紀晚期與十九世紀取得支持與客戶。例如，順勢療法在德國、英國、法國、比利時與義大利就有大批的追隨者。雖然正規與非正規的醫療人員有某種程度的重疊，然而，另類醫療系統代表著知識上與商業上對醫學的挑戰。

在十八與十九世紀，正規醫療人員辛苦維持其醫療工作的經濟生存能力。他們花大錢接受醫院訓練，積極發展出具有自覺的專業身分以伸張其地位。來自走方醫與另類醫療人員的競爭，在他們眼中是取得地位與收入的主要障礙。就和其他專業人員一樣，正規醫療人員回應競爭的方式是試圖壟斷，以及追求社會學所謂的職業封閉（occupational closure）。正規醫療人員竭力主張自己的專業可信度並限制競爭，同時對非

正規和無照的醫療發動猛烈攻擊。此一努力反映出，收入和地位對十八世紀晚期和十九世紀的醫學有多麼重要。因此醫學專業化可以被視為是種限制競爭的努力，其作法是採取教育與訓練的資格戰術，以此界定誰可以行醫；此一戰術強調教育與職業之間的關聯。

　　許多策略齊聚一堂。正規醫療人員宣稱，他們擁有有關健康與醫療的正統科學知識〔參見下一節「信任醫師」〕，也聲稱自己擁有更高超的技術和教育。正統醫療人員除了使用科學來強化自身權威，他們也使用一系列的修辭策略，譴責走方醫與另類醫學，宣稱後者是危險的或是騙人的。十八世紀晚期與十九世紀初期，出現新的地方性和全國性草根組織及期刊，發起運動要求改革證照系統。這些組織讓基層醫療人員更緊密結合，強化專業連結。使用排他性策略，在醫療體制中邊緣化另類醫療人員，並且使他們難以在醫療出版品中傳播其理念。這些情緒化的攻擊顯示，醫療專業化涉及的不只是冷靜的知識主張或證照的性質而已。

　　諸多關於專業化的說法都認為，十九世紀創造出標準訓練系統與限制進入醫療的管道，而國家在這過程中所擔任的角色，是正規醫療人員分化為新的範疇與達成壟斷的關鍵因素。大體而言，到了十九世紀，

國家延伸對醫療行為的管制,帶來的轉變是從行會的
管控轉變為官僚的規範。在法國1789年大革命後的
改革影響下,各地的醫療管制出現了共同模式,雖然
有時會像二次大戰(1939-45年)時的蘇聯那樣降低
行醫資格的要求,或是像納粹德國(1933-45年)那
樣受到政治操控。法國1803年的立法,成為嚴格規
範醫療的模範;法國規定不同等級醫療人員的教育要
求,並且限制其執業地點。拿破崙戰爭(1803-14年)
將這些改革與新的專業結構傳播到歐洲其他地方,特
別是義大利、萊茵河區以及低地國;也啟發了其他國
家的醫療人員追求類似的改革。這些國家建立醫事人
員登錄制度,引進管控制度,只允許受到登錄的醫療
人員合法行醫。雖然普魯士以及稍後統一的德國,在
1869年之後放鬆了規範;但大多數歐洲國家則是引
進了更嚴格的資格限制。修業時間隨著訓練標準化而
延長,大學學位則是通往醫療資格的主要道路。新的
醫學校和大學因應而生,反映出教育體系的大潮流,
也促使大學快速擴張。然而,我們不應過度誇大國家
的關切而忽略了需求的重要性:醫療人員願意投資醫
學訓練,是為了改善他們在市場中的位置。

更大的規範控制或許會讓人以為,正規醫療人員
就此能夠將非正規治療者邊緣化,但事實上他們只取
得部分的成功。官僚以及主張放任的自由派不願意支

157

持全面的管制，因而限制了醫療人員所能取得的壟斷
程度。醫療人員地理上的分布不均，以及醫療服務集
中於城鎮，使得無照治療者在鄉下取得優勢地位。德
國受過學院訓練的醫師相對稀少，醫療照護經常是由
非正規醫療人員負責，此種情況一直延續到兩次世界
大戰之間。即使在法國，管控也有其曖昧之處。另類
醫療，特別是順勢療法，持續受到歡迎與支持。這顯
示建立壟斷的努力並沒有完全成功。

　　以限制競爭的角度來看專業化，顯示對地位與收
入的關切，是醫療改革的動力。反對走方醫與另類醫
療的運動，有助塑造專業身分與組織，因為它們創造
出自己人與外人的對立，讓正規醫療人員透過異己
來界定自己。然而，這些努力並無法有效讓正規醫療
人員取得壟斷，這凸顯出對許多病人而言，能否取得
醫療是比醫療照護的性質更為重要的決定因素。要到
1870年代正統醫療取得更大的治療能力，生物醫學
獲得更大的信任，無照治療者才逐漸被邊緣化。

✦ 統一的專業 ✦

　　一般的印象是，歐洲現代醫學專業是在十九世
紀中葉創造出來的。致力於改革的醫師，確實是在
這段期間開始將醫學視為一種專業來討論，專業團

體和醫學期刊也創造出團結感以及集體認同。德國的全國醫學會（Deutscher Ärztevereinsverbund）在1873年成立，提供一個討論訓練與檢定等議題的全國性論壇，而醫師庭（Ärztekammern）的設立則帶來自律的倫理機構。在英國和法國，制度化的訓練主要和醫院結合在一起，而德國則是結合在大學中；加上更為嚴格的國家規範，確保了一套更為清楚界定的知識，以及對正規醫療人員更加明確的定義。新的階層關係被建立起來，醫院主治醫師確立其新的菁英地位，雖然一般科醫師才是主流醫學主要的地方代表。

然而，如果把十九世紀的專業化視為線性的發展，那就忽略了當醫師掙扎奮鬥以塑造身分時的專業內部衝突和菁英主義。十九世紀中葉是一個動盪的時期，當有些醫療人員取得地位和權威時，卻以犧牲其他醫療人員為代價。在不同的國家，伴隨著證照系統的建立和醫師資格要求，出現了不同的分化對立。例如在比利時，主要的分裂是在大學訓練和非大學訓練的醫師之間，他們的差異和階級有關，因為非大學訓練的醫師通常來自較低的社會階層。分裂並不必然出於醫院主治醫師和一般科醫師之間的對立，工作地點、執業領域、機構的聘任、政府職位（其中有許多地位較低）、以及社會和地方的地位，都會帶來身分高低差異。有些擁有醫院職位的醫師同時也私人開

業；有些從事一般科工作的醫師也可能擁有機構職
位，尤其是在鄉下地區。在法國身兼數職的狀況是很
平常的，因此有許多人的醫學事業是介於一般科和醫
院主治醫師之間。

　　一般認為，醫學在十九世紀成為一個相對同質的
專業；然而，其實這段期間內部仍舊相當火爆。個人
和醫療團體為了維持他們在醫學市場中的地位，而發
生鬥爭。這段期間有著許多專業內與專業間的衝突。
醫院主治醫師和一般科醫師、一般科醫師和公共衛生
官員彼此出現緊張的關係，特別是收費的議題。都市
和鄉下的醫療人員、首都和外省的醫療人員出現分
裂，後者常被視為低人一等。例如在法國，巴黎和鄉
下的醫療人員對於醫學界的福祉、專業資格以及醫療
組織，看法就有很大分歧，而且前者看不起後者。新
舊療法也會引起爭論乃至造成分裂，明顯的例子包括
1850年關於放血之重要性的爭議，以及1870年對於
抗菌法是否有效的爭議。書評既是知識建構與傳播的
機會，但也是個進行爭論和結盟的機制。

　　在專業內部，專科的形成是容易引發衝突之處。
雖然專科醫師、主治醫師和一般科醫師之間的區隔深
化，常被歷史學者視為專業化的範例；但專科的形成
也會是造成緊張的因素。地位較低的醫療人員在十八

世紀開始透過專門化，於醫學市場取得一席之地，產科的發展以及男助產士的興起就是這樣的例子〔參見〈婦女與醫療〉〕。在十九世紀，專科化取得了新的動力與意義，起初的焦點是在學院內部與機構的層次，對於實際醫療的影響則遠為緩慢。學者偏好檢視主要專科的發展，來找出有利專科形成的因素，包括轉變到局部定位病理學所帶來的醫學內部改變〔參見〈解剖學〉〕、病人的要求增加，以及眼底鏡這類新器械的發展；然而，這裡還涉及其他的力量。歷史學者喬治·魏茲（George Weisz）對巴黎和倫敦進行比較研究，指出醫師擴充醫學知識的集體欲望、機構的壓力以及行政改革，都影響了專科的形成，這樣的過程在巴黎是最為明顯的。[5]然而，正如林賽·葛蘭蕭對倫敦的研究所指出，事業的考量也具有重大的影響力。[6]成為專科醫師是在過度擁擠的醫療市場中取得職位與地位的方法之一。

雖然走向專科提供了專業上的優勢，但也激起抗

5 George Weisz, 'The Emergence of Medical Specialization in the Nineteenth Century', *Bulletin of the History of Medicine* 77 (2003), pp. 536-575.

6 Lindsay Granshaw, '"Fame and Fortune by Means of Bricks and Mortar": The Medical Profession and Specialist Hospitals in Britain 1800-1948', in Lindsay Granshaw and Roy Porter (eds), *The Hospital in History* (London: Routledge, 1989), pp. 199-220.

拒。反對力量在英國最強，但歐洲其他地方也有，這
有經濟上和知識上的兩個主要原因。英國的一般科醫
師覺得專科醫師拉走他們的病人，剝奪了他們的工作
與收入。在知識的層次上，這種對立反映了不同醫學
觀點的鬥爭，那些在意自身地位的主流醫療人員相信
醫學是整體式的，要了解疾病就必須要把病人當作全
人來了解。對一般科醫師而言，這樣的作法是很合理
的，因為它強調醫師的治療角色。反對者形容專科是
狹隘而危險的，會危害到病人。因此，專科也威脅到
許多醫療人員的醫學觀。

醫學倫理體制的發展，建立了一套監控醫療人員
衝突的機制。近現代時期醫療人員為了回應市場主導
一切的現象，而提出判別好壞醫師的相關概念。江湖
郎中遭到攻擊，沒有選擇正規醫療人員的病人也受到
批評。保障大眾成了老生常談的主題，但是要到十八
世紀晚期，基層醫療人員為了回應過度擁擠的醫療現
況，才創造出醫病關係的倫理觀念。然而，專業指南
主要不是規範醫病之間的行為，而是調解醫師之間的
關係，防止彼此爭奪病人。例如在普魯士，由國家贊
助的榮譽庭（Ehrengerichte），其建立並非為了減少醫
療過失，而是要強制實施一套倫理法則來保護醫療人
員，榮譽庭所受理的案子，大多數都是醫師控告其他
醫師毀謗或不實廣告。

　　一般科醫師和專科醫師之間的緊張關係，確實逐漸舒緩，而專科則成為二十世紀醫療的特徵。到了1905年，在柏林有百分之三十的醫療人員認為自己是專科醫師，在巴黎這個比例還要更高一些。傳統用來反對專科的論點，此時被用來正當化專科的存在。到了一次世界大戰爆發的1914年，專科醫師成為醫療行業的領導人之一，而且專科醫師的數量也戲劇性地增加了，到了1945年之後更是如此。例如，心臟科就從一般內科中浮現；麻醉科原本是一般科醫師的副業，後來發展成擁有自己一套訓練與資格的學科。專業化的趨勢在醫院內最為明顯，設立了新的專科部門與門診。

　　這並不表示專業內部的衝突在二十世紀就消退了。在醫院主治醫師和一般科醫師之間、以及不同醫學領域之間，緊張關係依舊存在，例如1945年之後，外科醫師和放射科醫師對癌症治療方法的爭議，就是明顯的例子。雖然醫師們仍內鬥不休，但二十世紀初期出現了更為穩固的專業結構和身分。正規醫療人員形成更具有凝聚力的團體，國家證照制度等內在與外在的機制，確保他們共享相同的教育經驗、資格與專業行為規範。醫療人員日益認為他們屬於同一專業。此一團體認同，以及將醫學界定為一種專業的各種策略，是專業化的關鍵。

✦醫學中的婦女：1800-1950✦

前面各節所討論的許多特徵與過程，都和醫學的男性化以及女性治療者的邊緣化有關。因此女性爭取醫學受教權以及取得執業執照的努力，經常帶有神話般的特質。這類故事幾乎一成不變地把焦點放在具開創性的英國婦女，像是伊莉莎白・布萊克威爾（Elizabeth Blackwell）或是索菲亞・傑克斯布萊克（Sophia JexBlake），以及她們如何向受到男性宰制的專業進行抗爭。這些敘述強調個人如何戰勝體制的阻礙；男性醫療人員如何利用社會偏見建構出各種理論，藉以宣稱婦女在生理上和心理上都不適合從事醫療。在1970年代的婦女運動之後，女性在醫學中的位置吸引了學者的興趣，而不同的說法也開始出現。研究探討婦女所採取的策略，把這些努力和第一波女性主義連結起來，進而對專業化模式、吸納與排除的策略，以及對競爭的恐懼，提出新的觀點。

正如前面章節的討論所指出，不論在家庭中或是作為治療者，女性都扮演重要的醫療角色；但是自十八世紀晚期以來，隨著醫學逐漸被界定為男性的學科，這樣的角色也被削弱。例如助產士這類傳統上僱用女性的領域，隨著婦女被擠壓到附屬角色，而被重

新界定。這帶來的效果使得女性醫療人員邊緣化，但沒有將他們完全排除到醫療市場之外；這點由對女性持續的攻擊就可看出。

自十九世紀中開始，就有少數受過教育的婦女希望能進入正規醫療，她們通常是自由派的女性主義者，並且支持婦女投票權運動。她們的努力挑戰了男主外女主內的觀念，此種觀念認為公共領域屬於男性，私領域或家庭領域則屬於女性，而且認為這樣的區隔來自於身體特性與自然性格。婦女爭取進入正規醫療工作的嘗試，正值女權運動以及婦女爭取受中學與大學教育的要求。她們採用好幾種策略，在英國之類女子完全被排除在正規醫療之外的國家，女性前往瑞士與法國等限制較少的國家就讀醫學校，以取得執業資格。伊莉莎白・加瑞特（Elizabeth Garrett）在英國的努力，則是法律策略的典型例子。此外，設立女子醫學校的策略，逐漸取代其他作法。女子醫學校提供婦女取得臨床訓練與經驗的機會，從而能夠進入正規醫療。在英國，女性人員若挑戰男性將會遭到激烈抗拒，因此有必要採取這樣的策略。英國的醫學校和大學致力將婦女排除在外，使得他們無法取得執業資格；建立女子醫學校是迴避這些排除措施的辦法。

教育與法律上的限制各國並不一致，例如，瑞典

從1870年之後女性就可進入醫學校，到了1900年荷蘭四所大學都頒發醫學學位給女性；然而，許多早期的女性醫學生仍遭到反對，並受到家庭、經濟與社會的限制。女性受教權的不平等，使得婦女很少有機會能進入大學，也使得婦女很難攻讀醫學。即使在瑞典這類女性可以接受醫學訓練的國家，也還是必須面對來自男學生和男教職員的強烈反對。傑克斯布萊克在愛丁堡就有這樣的經驗。雖然不是所有的人都反對女性進入醫療行業，但女醫師的出現確實威脅到醫療人員的收入以及醫學並不穩固的地位。[7]在一個過度擁擠的職業，女性醫療人員被視為另一種威脅。對於女性特質的社會建構與醫學建構，形塑了社會對於女性從事醫療專業的反對；它借助一套生物學決定論，將婦女角色與生殖功能連結起來〔參見〈婦女與醫療〉〕。藉由這套生物學決定論，支持女性只適合待在家中擔任母親角色。這些觀念所帶來的影響相當可觀，不僅被用來正當化女性行為的社會規範，也認為女性是軟弱的、生理上容易生病，並且應該服從男人。當正規醫療人員試圖限制競爭並提升醫學的地位時，這些關於女性特質的社會建構與醫學建構，就形成職業封閉的排除策略之一。這些策略將女性邊緣化，限制中產階

7　由於醫師的社會地位在十九世紀末仍不穩定，而女性社會地位又比男性低，因此致力向上提升的男醫師擔心，若允許女人從事醫療工作會貶低醫學的地位。

級婦女受教與工作機會，並且肯定醫學的男性本質。

然而，婦女運動者也操弄這些偏見來取得好處：她們重新利用有關賢妻良母的論點，支持婦女擔任照護的角色，論稱女人擔任醫師只不過是要完成其家庭責任。同樣地，婦女運動者宣稱她們擁有的家務知識，使他們特別適合治療婦女和兒童，以及提供衛生建議。這樣的論點被用來爭取支持和對抗既有偏見，以便讓早期女性醫師的行動具有正當性。然而，強調預防工作和婦女與兒童的照護，卻迴避了挑戰現狀，這樣的策略是種雙面刃：它能培力（empowering）但也將婦女侷限於特定的醫療角色。

對女性醫療者的反對在英國是最強的，然而，就整個歐洲而言，直到二十世紀初，女性醫療人員的數量仍舊很少。例如在德國，1913年只有138名女醫師。雖然早期女性醫療人員可以取得高能見度的職位，但其追隨者卻只能投入地位較低的醫學領域，而這些領域被認為較適合他們的能力與性別，像是公共衛生、婦科與小兒科。內科與外科等醫療領域的阻力仍舊相當強，少有婦女能夠突破進入，且婦女也很難取得醫院職位，她們大多數的醫療活動是以婦女和兒童為主，並且必須接受較低的薪水。

　　第一次世界大戰（1914-18年）常被視為是女性
成功進入有照執業的分水嶺，然而，戰時婦女機會的
擴大只是短暫的權宜之計。在男人上戰場時，醫學校
開始招收婦女以取得穩定營收，並填補醫院空出的職
位。在戰爭結束後，許多醫學校又恢復戰前的作法。
在德國，女性的職位有配額限制，而且婦女常被當作
是國家經濟困難的代罪羔羊。蘇聯由於技職教育和工
程教育的重要性日增，因而鼓勵醫學女性化，成為唯
一例外的國家。在其他國家，女性醫療人員必須不斷
證明她們的能力，並且被視為是主流醫學的邊緣人
物，許多女醫師仍舊被迫只能走上產科、小兒科等帶
有性別色彩的事業道路。婦女仍舊為了待遇過低以及
爭取醫院職位，而辛苦奮鬥。面對這些困難，女性醫
療人員利用放射科等新興學科來擴大進入醫療專業的
途徑；這個策略就類似十九世紀那些處於邊緣的男性
醫療人員運用建立專科的作法。因此婦女的醫學教育
和醫學專業被限制在特定的領域。她們不只面對機構
的阻礙，還必須面對種種將她們形容為低男人一等、
不適合從事醫療的論述。即使在1920與1930年代，
許多障礙仍舊紋風不動。在1960年代這些障礙開始
消除，然而，英格蘭的一般科醫師雖被認為是對女性
醫療人員最為開放的領域，但在1990年也只有四分
之一是女醫師。

✦ 信任醫師：地位與權威 ✦

醫學的聲望在1950年代達到最高點，使得醫師有辦法施展可觀的文化權威與專家權威，並且贏得公眾的信賴。抗生素與類固醇這類新藥的引進、疫苗接種計畫的推展、創新的外科技術和醫學研究經費的增加，使得醫學對社會進步貢獻良多的觀感得以助長。現代醫學和戰後「富裕時代」（Age of Affluence）改善健康的允諾非常搭調。〈俠醫柔腸〉（Dr Kildare）這類的電視節目強化了這樣的印象。然而，崩壞的裂縫在1960與1970年代開始出現。對於醫療處置、藥物及其副作用和專業價值，開始出現質疑的聲音。沙利竇邁（Thalidomide）的悲劇、女性主義和其他對醫學的批判以及新的消費者觀點，都凸顯出對醫學的不信任日漸增長。電視影集〈外科醫師〉（M*A*S*H）以及像〈飛越杜鵑窩〉（One Flew over the Cuckoo's Nest, 1975）這樣的電影，皆指向醫學的黑暗面。對生物醫學的本質與器官移植的憂慮開始出現，這點清楚地反映在英國電視連續劇〈神秘博士〉（Dr Who）的賽柏人（cybermen）。媒體對醫療過失的報導進一步降低了對醫師的信心，如果不是連對醫學的信心也失去的話。

　　然而，這種對醫學及醫療人員的不信任，並不是

169

個新現象。在十六與十七世紀的歐洲,「醫師比疾病還糟糕」這類的格言相當流行。外科醫師常被指控既粗暴又使用騙人的治療方法,醫師則被指控自私自利。近現代時期的詩歌及報紙描寫許多醫師性行為不檢點的例子,指控他們殺人、無能及醫療過失。可信度、榮譽及信賴等觀念,對社會關係與名譽極為重要,而上述關於醫師與外科醫師的說法顯示,近現代歐洲正規醫療人員的地位並不確定,社會對其能力也信任有限。十八世紀對醫師及其治療能力的大量諷刺,同樣確認了這些觀點。法國作家伏爾泰(Voltaire)和莫里哀(Moliere)以及英國漫畫家羅蘭森(Rowlandson)與庫里克襄克(Cruikshank)都對醫師冷諷熱嘲。仇醫諷刺揭露出醫病之間的緊張關係,也反映許多病人對正規醫療人員的懷疑。

　　許多說法強調十九世紀人們如何更加地信任醫師的能力與權威。醫學專家與醫院醫學出現在十九世紀,意味著病人失去掌控的能力,此一轉變也反映了醫師治療能力的增加,以及醫學專業地位的提升。英國畫家路克‧菲爾德斯(Luke Fildes)的家庭醫師圖像〔參見圖9-1〕,或是著名法國小說家巴爾札克(Honoré de Balzac)的《鄉村醫師》(*Medécin de Campagne*),皆象徵醫師形象的轉變。這並不意味正規醫療人員主宰了醫病互動,但確實呈現出地位的改進,以及

醫學在十九世紀是如何被重新形塑成值得尊重並充滿愛心的行業。醫療人員繼續根據付費病人的期許而修正其行為，但隨著醫學論述開始影響社會與政治的辯論，醫學日益提高的地位，有助確認醫師身為專家的文化權威。到了二十世紀初，醫學在通俗文化中已經取得相當高的地位，正規醫療人員也對其專業權威感到更大的自信，這點反映於他們在政策制定過程中擔任的角色。

大眾對正規醫療人員究竟有多信任，以及這種信任是否反映醫療作為一種專業已被接受，這些問題很難回答，但我們仍可以辨認出幾項形塑專業的因素。十八世紀的醫療消費主義以及醫療需求的增加，創造出新的執業機會但也增加了競爭。這種環境使得正規醫療人員必須伸張與強調他們的專家信譽以捍衛地位，同時也努力進行協調，企圖透過國家規範將無照治療者邊緣化以減少競爭。例如在德國，正規醫療人員引進更強的自律措施，或是發動提高醫師教育資格要求的運動，以提升醫學的地位。這段時間也出現了一些修辭策略，將科學的意識形態整合進專業價值，並且將正規醫療人員和科學知識更緊密地連結在一起〔參見〈科學與醫學〉〕。職業封閉、專業團體控制以及專家知識主張等專業策略，提升了正規醫療人員的地位。

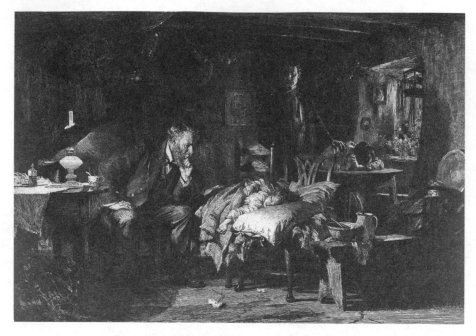

圖 9.1 ———《醫師》，薩爾斯（Salles）所繪製，
模擬路克・菲爾德斯（Luke Fildes）在 1891 年的畫作。
圖像來源：Wellcome Library, London。

　　除了正規醫療人員所採取的策略之外，還可辨識出進一步的因素。對科學的崇拜日益增加，歐洲通俗文化與文學對醫學主題的採用，強化了醫療人員的專業知識宣稱。一般民眾健康狀況的改善，又支持了這些宣稱。儘管剛開始時壽命的延長和醫學的關係很少，然而，人們越來越相信外科和內科陸續提供了有效的治療（例如透過新的疫苗），這不只讓醫師的聲望提高，也強化他們的權威。國家醫療服務的擴張，讓人民有更多機會接觸醫師，進而提高醫師的可見度和地位〔參見〈健康照護與國家〉〕。許多歷史學者認為，醫療化主要發生在十九與二十世紀，在許多方面正規醫療人員是此一趨勢明顯的受益者。

　　對社會學者而言，權威或社會地位的提高是專業化的證據，然而這些趨勢雖然在十九世紀出現，但要取得公眾信任並不容易。對醫師的敵對並沒有消失。例如，反疫苗運動者就把醫師形容為屠夫、強姦犯和謀殺犯。對於嗎啡上癮的不安，則顯示人們擔心醫師可能為了增加生意而讓原有病情惡化，乃至引發新的疾病。這樣的看法在二十世紀仍舊存在。社會流傳著許多醫師如何對病人進行錯誤的治療，甚至拿病人做實驗的故事。當代文學具體呈現了這些焦慮。愛爾蘭劇作家王爾德（Oscar Wilde）認為，史帝文森（Robert Louis Stevenson）的小說《化身博士》（*Dr Jekyll and Mr. Hyde,*

1886），讀起來「危險地像是《柳葉刀》（*Lancet*）這本醫學期刊中的實驗」。[8]這種不信任也有性別面向，很多人表達出對男性暴力和性虐待的恐懼。十九世紀中葉的英國，女性在反對「疫苗接種法案」（Vaccination acts）、反對「傳染病法案」（Contagious Diseases Act）以及反對動物活體解剖的運動中扮演重要角色。二十世紀不斷傳出擔憂男醫師對待女性的方式，而且這種聲音不僅限於女性主義對男性霸權的批評。

似乎大眾判斷醫療專業的標準和醫師們不太一樣。如果說醫療人員的權威在1950年代達到高峰，那我們不應忽視醫師的文化權威和醫療權威，只有在這個短暫時期沒有受到質疑。這點顯示，除了職業封閉、專業團體控制與宣稱擁有專業權威等策略，還得平衡考慮他們實際能夠施展的文化權威，以及這又如何受到政治經濟、文化與政治因素的影響。醫療人員如何呈現自我，以及別人如何呈現醫療人員，同樣有相當的影響。在二十世紀，醫師可以是英國1960年代Carry on系列影片中的滑稽角色、恐怖電影中的邪惡角色、在權威與專業規範下保證擁有科學知識的專業專家，以及《急診室的春天》（*ER*）電視影集中在私人與專業之間面臨兩難的個別人物。

8　Oscar Wilde, *Collins Complete Words* (London: Collins, 1999), p.1074.

關於專業化的性質以及正統醫療人員究竟在多大程度上伸張了專業權威，上述這一切究竟意味著什麼，還有待進一步檢視。

進階讀物

✦ 關於專業化概念對於醫學史的重要性，參見J. C. Burnham,
'How the Concept of Profession Evolved in the Work of Histo-
rians of Medicine', *Bulletin of the History of Medicine* 70 (1996),
pp. 1-24。

✦ 探討近現代醫學的文獻，大多和英國、法國以及義大利
城邦國家有關。Margaret Pelling 與 Charles Webster 合寫的
'Medical Practitioners'，收錄於 Charles Webster (ed.), *Healing,
Medicine and Mortality in the Sixteenth Century* (Cambridge:
Cambridge University Press, 1979), pp.165-236，檢視英國。

　　David Gentilcore, *Healers and Healing in Early Modern Italy*
(Manchester: Manchester University Press, 1998)，與 Laurence
Brockliss and Colin Jones, *The Medical World of Early Modern
France* (Oxford: Clarendon Press, 1997)，分別探討義大利與
法國。

✦ 關於醫療市場的概念與相關資訊，請參閱 Mark Jenner and
Patrick Wallis (eds), *Medicine and the Market in England and
Its Colonies, c.1450-c.1850* (Basingstoke: Palgrave Macmillan,
2007)。

　　Roy Porter, *Health for Sale: Quackery in England 1660-1850*
(Manchester: Manchester University Press, 1989) 是關於英國
走方醫的標竿著作。

✦ 關於近現代女性醫者的著作較少，不過 Mary Fissell, 'Intro-
duction: Women, Health and Healing in Early Modern Europe',
Bulletin of the History of Medicine 82 (2008), pp.1-17，是個好的
起點。

　　Ann Digby, *Making a Medical Living: Doctors and their Patients in the English Market for Medicine, 1720-1911* (Cambridge: Cambridge University Press, 1994)，以及 Ann Digby, *The Evolution of British General Practice, 1850-1948* (Oxford: Oxford University Press, 1999) 是優秀的著述。

Irvine Loudon, *Medical Care and the General Practitioner, 1750-1850* (Oxford: Oxford University Press, 1986) 則是對醫療改革的徹底評估。

✤ 關於法國與法國大革命的重要性，參閱 Toby Gelfand, *Professionalizing Modern Medicine: Paris Surgeons and Medical Science and Institutions in the 18th Century* (Westport, CT: Greenwood Press, 1980)，以及 Matthew Ramsey, *Professional and Popular Medicine in France, 1770-1830* (Cambridge: Cambridge University Press, 1988)。

✤ 關於德國醫師的研究著作較少，不過 Geoffrey Cocks and Konrad Jarausch (eds), *German Professions, 1800-1950* (New York and Oxford: Oxford University Press, 1982)，以及 Charles McClelland, *The German Experience of Professionalization* (Cambridge: Cambridge University Press, 2002) 是好的導論。

Thomas N. Bonner, *Becoming a Physician: Medical Education in Britain, France, Germany and the United States, 1750-1945* (New York and Oxford: Oxford University Press, 1995) 提供醫學教育的比較研究。

Abraham Flexner, *Medical Education* (New York: Macmillan, 1925) 書中的速寫，則為歷史學者廣泛使用。

✤ 關於婦女（再度）進入醫療專業的努力，有許多的研究文獻，Thomas N. Bonner, *To the Ends of the Earth: Women's Search for Education in Medicine* (Cambridge, MA: Harvard University Press, 1992) 提供很好的比較敘述。

Ann Witz, *Professions and Patriarchy: The Gendered Politics of Occupational Closure* (London: Routledge, 1995) 則檢討專業化的觀念及其所使用的策略。

CHAPTER 10
科學與醫學

SCIENCE and
the PRACTICE of MEDICINE

邁向以科學為基礎的科技官僚醫學（science-based technocratic medicine），是二十世紀下半大多數社會的重要特徵；然而，科學在醫學中的重要性與位置有著更長遠的歷史。傳統認為醫學科學（medical science）的進步繫於細菌學說或盤尼西林等關鍵時刻與關鍵發現；或者是和偉人有關，像是牛頓（Isaac Newton）、雷恩內克、李斯德、柯霍、佛萊明（Alexander Fleming）；或是十九世紀所出現的某種特定風格的醫學科學，像是生理學、實驗室和細菌學。這樣的觀點強化了個人崇拜、科技決定論與必然進步觀，而醫院、大學和實驗室則是醫學科學進步的背景。雖然歷史學者開始拒絕這種醫學科學史的實證主義說法，進而檢視科學的建構及其所反映的價值，但許多歷史學者仍把現代生物醫學的興起視為理所當然，還繼續表示1800年之前的醫學多多少少是「前科學」的。

然而，過去的醫師未曾表示醫學是不科學的，而過去五百年間科學在醫學中發揮了好幾種功能。本章所要探討的是科學建立了什麼，它在醫學中發揮的作用如何隨著時間而改變，並企圖超越進步的觀念和科技決定論，進而探討科學在醫學中的角色；其意涵何以不僅限於實驗室方法的應用，或是二十世紀生物醫

學的勝利。本章內容不是科學如何影響醫學的編年概觀，[1]它所探討的是，形塑醫學科學的脈絡以及醫療人員如何使用科學。本章也處理醫學科學革命的觀念，檢視十九世紀與二十世紀實驗室醫學、生物醫學與研究的性質。

✦ 科學與醫學 ✦

許多歷史學者同意，現代科學起源於十七世紀的科學革命，但是現代意義的科學則是十九世紀的現象。他們宣稱在十九世紀之前，醫療人員和病人都對科學有所疑慮，並且認為醫學是一種藝術或手藝，而書本上學來的學問、診斷技藝以及實用的知識是所謂「床邊醫學」的關鍵。雖然這樣的評估忽視了社會標準對醫療的重要性〔參見〈專業化〉〕，但說明了1800年之前，在大多數的醫師眼中，科學對醫療的幫助相當有限。根據這樣的說法，醫學（意謂著臨床或醫院的醫療）和科學（實驗室的實驗主義）通常有所區隔。

這樣的區分小看了1800年之前其他類型的科學醫學，而從本質化的觀點理解科學，把某個特定時期的科學才視之為科學。然而，如果我們不是只看實

---

1 請參考進階讀物所列舉的綜覽。

作,而將不同的術語與範疇也納入考量,例如試圖透過物體最小構成單位的運動來解釋物理性質與過程的機械論哲學,那麼對於醫學中的科學,就可以建構一個更長時程的歷史。這些求知方式,有許多一開始是和當時的哲學問題與神學問題結合在一起。雖然它們起初對醫療實作的影響很小,但確實對新的理解身體的方法有所貢獻,並且影響了醫療人員的訓練方式。因此,歷史學者檢視文藝復興(大約從1300年到十七世紀中葉)、科學革命(十七世紀)以及啟蒙時期(十八世紀),尋找十九世紀之前堪可比擬的科學實作結構和組織。

考察醫學之中不同形式的科學,就可以看出自然哲學(關於自然的科學)和道德哲學(關於行動的科學)提供了近現代學者和醫療人員理解身體、自然世界和物質世界的方式。雖然歷史學者對於科學革命的觀點經歷過相當的修正,但十七世紀的醫療人員和自然哲學家,確實努力要以新的方式來理解與解釋自然世界,而出現了一系列的文化實作和科學實作。在哲學上,不再那麼依賴古典文獻〔參見〈解剖學〉〕的權威,而日益鼓勵經驗觀察與實驗,刺激了對身體運作方式的探索——例如血液是如何循環的,或呼吸是怎麼進行的。這些研究促成新的身體模型的出現,而它們也顯示在近現代歐洲,自然科學與物質科學

（the natural and the material sciences）的界線並不是那麼的明確。例如，牛頓的數學和笛卡爾的哲學（身心二元論），被整合到醫學之中。他們形塑了醫學機械論，以及將身體構想為機器或手錶的哲學概念，而這又激勵了測量生理現象的興趣。

　　從事觀察和實驗不是十九世紀的發明。文藝復興時代醫學人文主義的影響，十六世紀對於古典文獻的質疑，加上十七世紀的自然哲學辯論，鼓勵醫學採取更重視實驗和觀察的研究方法〔參見〈解剖學〉〕。哲學家與醫師，像是倫敦的湯瑪斯·辛登漢（Thomas Sydenham）或萊頓的賀曼·波哈維（Herman Boerhaave），都強調觀察對於醫學的重要性。十八世紀的醫療人員試著分類疾病——或稱為疾病分類學（nosology），目標是要把醫學建立在觀察與實驗的基礎上。試圖解釋生命複雜性的努力，以及辯論生命是否純粹是機械性的或者是受到某些生命力——稱為生機論（vitalism）——影響，鼓舞了生理學的實驗。這可見諸日耳曼的喬治·厄尼斯特·史塔爾（George Ernst Stahl）的著作，或是波隆納的醫師加凡尼（Galvani）的電學實驗。十八世紀的解剖學者和醫院的臨床醫師，受到這種實驗與觀察的研究取向影響，試著要辨識與分類特定的疾病狀態〔參見〈解剖學〉〕。

　　自然哲學家、醫師、解剖學者和其他的醫療人員
進行觀察與實驗，因此根據當時的標準，近現代的
醫學是可被稱為科學的。哲學探討和數學原則有助
於界定治學方式。這樣一來，醫學常有如歷史學者蘇
珊・勞倫斯（Susan Lawrence）在《慈善的知識》（*Chari-table Knowledge*, 1996）一書所說，是「穩健的科學」（safe science），創新與實驗很明智地和病人照護取得一種平
衡。正如勞倫斯所指出，除此之外醫學進步還有其他
途徑嗎？

　　使用不同的科學範疇，可以揭露出在1800年之
前醫學與科學的關係有一段更漫長、更為複雜的歷
史；社會、政治與社會經濟脈絡形塑了醫學與科學
的關係，科學與醫學亦在此脈絡中得以建構與實作。
近現代歐洲科學和醫學的關聯及其脈絡相當明顯。
正如歷史學者查爾斯・韋布斯特（Charles Webster）在
《大復興》（*The Great Instauration*, 1975）一書首度指出，
十六世紀與十七世紀的神學觀念，對醫學知識的產
生和傳播有著重要的影響。例如文藝復興時代的醫
師與醫學改革家帕拉塞瑟斯（Paracelsus）及其對近現
代醫學的影響，就可明顯看到這樣的互動。然而，
反宗教改革所帶來的宗教審查制度，也在西班牙與
義大利樹立起傳播新知識的障礙，新知被認為和異
端有關。雖然反宗教改革和宗教審判在南歐帶來的

效果，不像某些歷史學者所說那般驚人，但它們確實創造出一個保守的知識文化，而且在西班牙歷久不衰。醫學、科學與神學的關係在啟蒙時代並未消失〔參見〈宗教〉〕，而這段時間關於婦女社會地位以及種族的觀念，也影響了醫學和科學，反之亦然〔參見〈婦女與醫學〉、〈醫學與帝國〉〕。

歷史學者以十九世紀德語系國家的社會與政治脈絡，來解釋為何在1850年之後，德國成為醫學科學的前鋒。他們指出，對於追求系統知識（Wissenschaft）的高度重視扮演了關鍵的角色，加上中產階級和國家的期望確保了大學經費充裕，進而促進有利研究和實驗的競爭文化。相反地，西班牙保守的統治菁英以天主教的框架來看待科學，限制了科學的實作與可以探討的問題。政治脈絡對醫學科學還有其他的重要性。如同法國化學家路易・巴斯德對於狂犬病和炭疽熱的研究所顯示，科學常被用來彰顯國家的目標。骨相學（phrenology）這類的民眾科學以及生理學這樣的醫學科學，經常提供那些政治或社會改革人士彈性的資源。

二十世紀的工業國家看出科學、現代性與權力的關聯，並大量投資以實驗室為基礎的特定醫學風格，用新的方式使用醫學研究來支持政治目的和殖民目標。英國對德國競爭的焦慮，促使國家透過醫學研究

委員會（Medical Research Council，MRC）將研究經費注入學院醫學和實驗室科學，此一政策形塑了兩次大戰之間的研究和制度規範；西班牙的佛朗哥政權（1939-75）則支持那些他認為不會對國家安全帶來疑慮的科學研究。國家為了政治目的而使用醫學科學，但這種關係不是單向的。例如，德國細菌學家柯霍就利用統一後的德國和法國之間的競爭，主張建立一個足以和巴黎的巴斯德研究所抗衡的機構。二十世紀新的經費來源，使得研究事業和某種學院醫學風格得以發展，而成為大學訓練醫師與組織研究工作的特徵。

其他的經費來源與機構的支持，同樣形塑了醫學研究和提問。德國的化學公司、染料公司以及製藥公司在十九世紀開始投資研究，而到了二十世紀，和布羅‧衛康（Burroughs Wellcome）或拜耳（Bayer）這類的製藥公司建立關係，變成是醫學研究所不可或缺。例如保羅‧厄利區（Paul Ehrlich）對治療性病的灑爾佛散（Salvarsan）的研究，或是蓋哈德‧道馬克（Gerhard Domagk）找出以磺胺藥物治療鏈球菌感染的研究，都依賴業界的支持。實驗研究室、生產工廠與臨床之間發展出新的關係，而醫學研究和商業公司、製藥公司的合作在1945年之後已屬尋常。慈善事業也形塑了國內和國際的科學文化。最有代表性的範例是洛克斐勒基金會（Rockefeller Foundation）的活動。成立於1913

年的洛克斐勒基金會，在1920年代推動了一系列國際科學與醫學計畫，致力將美國的學院科學模式輸出到歐洲。基金會的活動對醫學研究的投資，例如它在捷克就贊助了購買實驗設備的資金，但是它缺乏彈性的作法經常忽略其他國家的民族情感。來自慈善機構或業界的贊助，常帶來研究方向的限制，並影響所能從事的醫學科學類型。

科學在一些場所得到進一步的造就、協商與接納。十七世紀這些場所開始增加並逐漸制度化。城市是重要的研究地點與脈絡，然而，正如對十九世紀晚期微生物學的研究所指出，城市本身──像是巴黎與漢堡，同樣會影響研究所採取的形式。城市裡還有其他的機構，像是醫院、實驗室和大學，以及專業團體聚會的場所、咖啡廳和酒吧，醫學科學就在這些地方提出、受到觀察與討論。在十六世紀與十七世紀，解剖室是人體新知的發展關鍵；十八世紀的博物館則為生產、討論與展示新知識而發展出一系列的功能。在十九世紀，醫院的病人成為資訊的來源，而醫院作為實驗的場所其重要性日增〔參見〈醫院〉〕；在德語系國家，大學則成為實驗室醫學（laboratory medicine）成長的關鍵（詳下文）。到了二十世紀初，醫院和大學成為醫學研究最主要的場所。雖然把醫院和大學實驗室視為二十世紀醫學科學的唯一空間是錯誤的，但強調

它們是具有正當性的研究地點，則確保了醫學科學場所受到嚴格的界定。結果其他形式的科學，像是「梅斯美術」這樣的民眾科學及業餘人物所從事的科學都被邊緣化。

實驗場所或實驗室的空間，不僅僅是被動的地點；它們是進行觀察和展示新發現的空間，同樣影響了知識的生產與傳播。正如第八章的討論所指出，醫院是個多面向的機構，而非只是醫學科學的背景。專業與日常的考量彼此競爭、內部的緊張關係、病人的需求與財務狀況，形塑了這些地點的科學。從德國與英國大學擴張的不同模式可以清楚看出，這些機構如何影響醫學科學與學科的形成。德國對大學的投資促進了實驗醫學科學的成長，成為十九世紀晚期疾病研究的特色；英國在 1890 年之前醫學研究只能在劍橋大學（這種醫學只占邊緣位置的大學），或者是曼徹斯特（這類醫學校和大學有堅強聯結的地方）紮根。

這些研究場所並不封閉。咖啡屋、博物館和解剖教室都是哈伯瑪斯（Jurgen Habermas）所謂的公共領域，是人們可以聚會、進行自由討論並找出問題的場域。它們是知識的場所和文化交換的地點。十七世紀強調透過知識的公開展示以確認其有效性，這樣的觀念鼓勵醫療人員旅行到其他地方，觀察他人的研究工作。

小冊子和專書出版的增加，使得遠方的人也能從事觀察。醫院、大學以及科學與醫學的學會，在十八世紀創造出展示知識並加以確認的新空間。學生、臨床醫師和研究者前往外國大學的實驗室學習新的做法，並將它們帶回國內。例如，俄國的醫師先是和狂犬病患者一起前往巴黎，學習巴斯德的治療方法，並留在那裡學習微生物學。在 1920 年代，國際研究網絡成為大多數研究機構和商業研究室的特徵；到了二十世紀下半，已罕有孤立的研究機構或研究人員。

科學史學者認為，複雜的社會關係以及研究人員與（科學內外的）不同社群建立連結的能力，影響了科學的樣貌與成功程度。大學的成長不只塑造新的實驗空間，也造就了專業研究人員。十九世紀晚期開始出現全職的學院工作，提供許多醫療人員發展與鞏固其學科的機會，英國地方醫學校的病理學就是顯著的例子。這些醫療人員得到熟練的技術人員與學生的協助，其所創造的環境則有助於發展出研究學派。這樣的機構與專業結構，促使二十世紀學科數量的成長。在此同時，提攜關係與人際網絡則影響了理念的傳播。學會、期刊和學術會議不只傳播研究成果，也有助於學科的形成。例如德國的《細菌學與免疫學期刊》（*Zeitschrift für Bakteriologie und Immunologie*）這類專業期刊的出版、縝密的人際接觸網絡以及國際會議，皆有助於

十九世紀細菌學的形成。二十世紀日益複雜之出版工業的成長，提供理念傳播的機制，也使得忙碌或孤立的醫生能夠接收新知。

技術如何形塑醫學科學亦不可忽視。史蒂文・謝平（Steven Shapin）和賽門・夏佛（Simon Schaffer）在他們開創性的著作《利維坦與空氣泵浦》（*Leviathan and the Air-Pump*, 1985）指出，十七世紀關於空氣性質的辯論，有賴能否取得空氣泵浦以及是否具有操作空氣泵浦的實用技能。[2] 就像科學一樣，醫學是種實作活動，而不同的科技則會塑造研究和帶來新的學科。十六世紀的臨床溫度計有助於研究代謝，十七世紀的顯微鏡則揭露出新的人類解剖結構。十九世紀顯微鏡的改良有助於實驗室研究的成長，二十世紀電子顯微鏡則促進了分子生物學、生物化學、遺傳學與病毒學的進展。到了1960年代，一系列的醫療學科環繞著科技需求與相關的機構空間而建立起來。然而，光是發展新的科技是不夠的。例如朱力爾斯・鞏翰（Julius Cohnheim）在十九世紀中葉對發炎的研究，所靠的不只是新的技術或儀器，也有賴於魯道夫・維蕭（Rudolf Virchow）在柏林病理學研究所孕育出來的制度結構。新的方法與

---

2 〔譯注〕此書已有中譯本，史蒂文・謝平、賽門・謝佛，蔡佩君譯，《利維坦與空氣泵浦：霍布斯、波以耳與實驗生活》（臺北：行人出版社，2006）。

新的觀看方式必須制度化與教導；這點可以解釋為何十九與二十世紀的醫學科學、研究與學科形成，醫學校和大學具有關鍵的重要性。

在探討這些脈絡時，不應過度強調變化的步調或忽略常規的工作；延續性確實存在。十七世紀自然哲學的經驗論和機械論潮流，並沒有馬上取代舊的理解身體方式。既有的觀念經常在新的架構下被改造，例如「種子與土壤」的類比歷久不衰，在十九世紀仍被用來解釋傳染疾病，就清楚顯示了這點。當時的醫療人員，不見得像後來的歷史學者那樣熱烈地看待新的發展。科學醫療的推動者，像是十九世紀中英國的生理學研究者，起初受到各方的攻擊。新的發現、新的技術、新的做法或新的模型，引起激烈的辯論與抗拒，例如，十六與十七世紀歐洲的大學抗拒解剖學或數學的發現。醫學科學和研究發展也沒有單一或一致的時程。法國和德國被認為是培養科學的國家，法國從十八世紀末到 1830 年代是如此，而德國則從 1840 年代開始。其他國家並沒有以同樣方式來擁抱科學。西班牙的政治社會結構限制了科學研究和所能探討的問題；在英國，科學是種紳士活動的觀念極具影響力，而直到十九世紀晚期對醫學科學的制度性支持仍舊有限。簡單的編年方式是不適用的，因為醫療和科學的關係並不單純。假若不過度重視十九世紀，而以

一個較長的時程來看待科學在醫療中擔任的角色，則
會發現科學的內容有所變遷；正如這一節所指出，它
受到各種機構環境和脈絡所影響。在此同時，它還扮
演了政治、經濟或社會的角色。下一節將會指出，醫
學科學也被用來達成進一步的專業目標。

✦ 科學與地位 ✦

　　科學在醫療中不僅有實用的價值，對於醫療人
員的專業技能宣稱，也有修辭的重要性。雖然這有時
會創造出基礎科學與應用科學之別的表象，但在實作
上這樣的區分並不必然存在；然而，科學提供了很有
彈性的象徵資源與文化資源。1980年代的研究指出，
醫生如何以不同方式利用科學。美國歷史學者傑拉
德·吉森（Gerald Geison）認為，十九世紀晚期的臨床
醫師對科學是否具有實用價值抱持懷疑態度，但他們
仍舊擁抱實驗室，追求的是意識型態價值以及利用科
學來伸張自己的文化權威；修特（Shortt）支持這樣的
觀點，宣稱醫師利用科學的修辭來提高自身地位（參
見進階閱讀）。不過也有人提出相反的論點，例如，克
里斯多佛·勞倫斯（Christopher Lawrence）對英國菁英
醫師的科學態度做了具有說服力的檢視。然而，醫療
人員使用科學的語言來取得權威，這樣的觀念不僅限
於十九世紀。近現代的科學網絡結合了商業化、印刷

文化以及日漸成長的公共領域，讓中間階層和紳士有機會界定伸張他們的身分與權威。倫敦的皇家學會（Royal Society）等學術與科學社團陸續成立，提供展露頭角的專業人員（神職人員、律師和醫師）進行文雅討論的場合，同時也將身分和權威賦予會員。這類學會建立的網絡賦予新知識正當性，也提供社會資本予其成員〔參見〈專業化〉〕。法國的沙龍也提供了類似的功能。

科學在十九世紀變成有力的說服工具，並且在通俗文化取得關鍵作用。因應此一形勢，醫師們日益強調他們身為醫學專家與科學工作者的角色，以施展其權威。他們達成此一目的的方法之一是參與地方與全國性的科學文化，並且使用一系列的修辭策略來宣稱其專業技能，取得文化正當性並免於外行人的干涉。由於科學越來越被認為是現代性的力量，醫療人員毫不猶豫地將科學的文化與修辭整合進其專業身分〔參見〈專業化〉〕。使用此一修辭來支持醫學不是外行人所能理解的主張，並將醫學與江湖術數區隔開來，以界定正當的醫療知識。醫學專業的可信度由於成功連結了實驗室醫學而進一步增加（下詳）。

然而，對不同時代、不同的醫療人員團體而言，科學有不同的意義。當不同的醫療人員團體在競逐地

位時，他們使用科學的觀念來支持其身分與知識的主
張：例如十八世紀的外科醫師，伸張解剖學與外科的
漢特傳統（Hunterian tradition of surgery）之價值，以便讓
外科遠離手工業的聯想，而呈現為一種有學問的專業
〔參見〈外科〉〕。不只是正規醫療人員利用科學來提升
他們的地位，另類醫療人員同樣利用科學來伸張他們
對權威的競逐。例如順勢療法的創建者德國醫師山謬
爾・哈奈門（Samuel Hahnemann），同樣借助十八世紀
強調觀察與實驗的醫學思想來正當化他的理念。新形
態的科學知識影響了另類醫療體系，而當時的人並不
認為另類醫療是反科學的。例如，法國的礦泉與水療
法專家藉由在醫學系設立水療法講座教授與新的研究
機構，建立一套科學文獻來說服其他醫療人員接受他
們的正當性。物理科學的發展像是放射性的觀念，被
二十世紀的自然療法用來支持其人體放射的觀念。

這套醫學科學的語言並不僅限於醫療人員。十九
世紀的激進派利用骨相學來批判社會結構，而細菌
和病毒的語言很快在醫學以外的領域取得流行。即
便科學發展和社會觀點並無直接關係，例如優生學
就透露了這點，但是十九世紀晚期日益熱衷於用科
學來提供改良與管理社會的辦法，科學也就成為強
有力的資源〔參見〈公共衛生〉〕。科學被用來挑戰舊的
社會模式，也被整合到現代性與社會改革的語言。

常民團體同樣使用科學來推動其目標。例如二十世紀南威爾斯的礦工使用科學證據和專家證人進行細緻的訴願，以求取得塵肺症患者的補償金。到了二十世紀晚期，各類不同團體把基因當成身分的本質，並以此來解釋社會差異。

　　上述說法有其問題。它預設（不管如何界定的）大眾一致接受科學及其賦予的權威。正如第九章所指出，在過去有許多人仍對醫療人員的權威存疑。雖然對科學的批判對一般民眾有何影響仍不清楚，但在十八與十九世紀，公眾對醫學科學是有所質疑的。受到當時對於解剖、活體解剖與實驗的關切所影響，瑪莉·雪萊（Mary Shelley）的《科學怪人》（*Frankenstein*, 1818）或是威爾斯（H. G. Wells）的《莫洛醫師的島嶼》（*The Island of Dr Moreau*, 1896）等哥德式作品，描繪出醫學科學的黑暗圖像。這種煽情與恐懼並不僅限於小說，有幾個社會運動都表達出對醫學科學的反對，像是十九世紀英國反對疫苗接種的抗議。生理學研究和人體實驗的案例，同樣引起大眾與專業人員的譴責。此一倫理面明顯見諸十九世紀關於活體解剖的辯論。人們認為生理學家對動物進行痛苦的折磨，而引發對於殘酷與不道德行為的恐懼；歐陸的保護動物運動，以及稍後達爾文關於演化的研究，強調人和動物之間的連結，對此都提供了支持。反對活體解剖的運動者

將生理學和實驗室看成可疑且具爭議性的實驗方法。例如，英國在1876年就立法規範動物實驗，而在俄國和法國等其他國家，反活體解剖運動者對科學進步提出質疑。謝平在《真理社會史》（*A Social History of Truth*, 1996）一書宣稱，科學若無法取得相當程度的信任就難以存在，而儘管科學的文化權威日漸增高，這樣的信任也非萬無一失。醫療人員有時對科學的好處和優點，抱持模稜兩可的態度（下詳）；反疫苗接種和反活體解剖運動顯示，大眾也是如此。醫院醫學和實驗室醫學都受到挑戰，特定理論（反疫苗接種）或是與實驗室醫學有關的特定做法（反活體解剖），其價值都受到質疑。

完全聚焦於醫學科學對醫療人員所具有的修辭價值，是不智的。認定科學的理念比實質更重要，就會低估醫學科學形塑醫學知識與臨床實作的程度。以下將會說明，科學要在醫學中蓬勃發展就必須實用。解剖研究在十六與十七世紀制度化，不只是因為它們提供理解上帝作品的方法，也因為它們有助於理解病理過程〔參見〈解剖學〉〕。十九世紀的病理學學者認為，其專業領域是臨床和實驗室的橋樑，並且利用他們的診斷工作來確保其價值和地位。1920年代的生物化學和血液學同樣架構在其對於診斷與病人治療的貢獻，簡單檢測方法的引進進一步增加它們的實用性。

診斷儀器成為科學醫療的標章，也具有實用價值；可實際應用於臨床的實驗室發現，則被讚譽為重大突破。

因此，科學具有幾個功能：它提供正規醫療人員實用的工具，以及伸張自身文化權威與專業權威的手段。思考醫學科學的修辭價值及其如何有助於診斷和臨床醫療，就能理解科學在醫療和醫學專業中所擔任的多種角色，以及科學如何遭到挑戰。下一節檢視「實驗室革命」時將探討部分上述議題，以及十九與二十世紀實驗室醫學的發展。

✦ 實驗室革命 ✦

正如巴黎「臨床醫學的誕生」被連結到醫院醫學的勝利以及現代醫學的肇始〔參見〈解剖學〉〕，科學醫學也被等同於十九世紀晚期和二十世紀前二十年實驗室與科技逐漸取得主導地位。歷史學者認為，實驗室醫學同時代表了新的知識與實用的診斷工作，透過發展新的療法和介入方法來提高平均壽命，因而有助於醫學地位的提高。法國是醫院醫學的中心，而實驗室醫學則和德語系國家之大學與研究學校的成長有關。實驗室醫學主張化約論觀點，將疾病定位在細胞或生化的層次；它要求新的空間、技能與方法論，改變疾病解釋、研究進行和醫師訓練的方式。

197

歷史學者認為在十九世紀後期的歐洲，實驗室取代了醫院病房與臨床而成為主要的研究場所，並指出醫學權威的所在地也隨之轉移。即便研究顯示這個過程如何遭到抗拒，歷史學者對於實驗室做為一個生產科學知識的空間，以及新的學科機構與文化如何環繞著它而出現，仍舊深感興趣。一般傾向於認為，後果之一是醫學科學與臨床醫療的二分，要到1945年後隨著生物醫學的出現才得以逆轉此一後果。然而，實驗室不是單一不變的機構，它在診斷與實驗的場所以及醫院和公共衛生機構之間，建立起重要的連結。實驗室醫學涵蓋不少學科，從生理學與細菌學到生物化學與遺傳學，因此難以概括而論。關於實驗室對臨床醫療的衝擊，雖然歷史學者現在持比較正面的看法，然而，實驗室是怎麼影響醫學的呢？

早在十六世紀與十七世紀，實驗室就被應用於醫學。菲利浦二世（Philip II）治下的西班牙，在1564年到1602年之間就設置蒸餾實驗室進行帕拉塞瑟斯式操作（Paracelsian practices）；德國藥劑師則在十八世紀利用實驗室進行研究。這樣的實驗室具有實用目的，然而十八世紀的醫學科學牢牢根植於床邊研究、解剖室與疾病分類學。雖然巴黎的臨床學派和實驗室有關聯，但十九世紀早期是臨床科學及對身體結構的興趣在主導醫學發展。然而，隨著顯微鏡的改良和組織學

的發展，注意力開始從器官轉移到細胞，代表性範例是德國病理學家維蕭在 1850 年代與 1860 年代的細胞病理學研究。維蕭揭露出新的組織構造，鼓勵組織病理學和細胞病理學的研究，並且推廣適於在實驗室使用的新的分析技術。化學也展現出潛力，特別是和約斯特斯・馮・萊比（Justus von Liebig）在吉森（Giessen）的化學研究所相關的研究學派。萊比強調在實驗室進行實驗、精確測量與分析，提出化學研究與醫學研究的一套完整方法。英國醫師李察・布萊特（Richard Bright）於 1820 年代對腎臟疾病進行研究之後，引進了分析尿液的化學檢測法。即使這些成果提出了化學分析研究的實用焦點，但歷史學者認為以實驗室為基礎的醫學研究方法，是隨著生理學的發展而出現的。

即便在十八世紀已經有瑞士生物學家哈勒（Albrecht von Haller）與法國解剖學家比夏的研究，要到十九世紀中期生理學的焦點才超越消化與呼吸等身體功能，而變成以實驗室為基礎、更為實驗取向的學科。儘管臨床醫師（在法國則是獸醫師）主導了早期的生理學研究，化學與物理學的進展也對生理學有所影響，並且結合了實驗、儀器與唯物論。萊比的吉森學派和法國化學家拉瓦錫（Antoine Lavoisier）的相關理念，被應用來檢視身體功能如何受損。神經系統與代謝特別吸引注意；以德國生理學者波雷蒙（Emil du

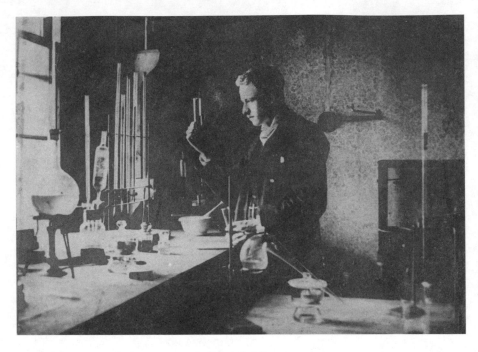

圖 10.1 ———化學實驗室的實驗。
圖像來源：Wellcome Library, London。

Bois-Reymond)與德國醫師馮‧亥姆霍茲（Hermann von Helmholtz）的神經研究為代表，生理學者在實驗室日益採用實驗方法來觀察、測量與記錄身體的功能。在法國，受到比夏與梅根帝（François Magendie）的方法所鼓舞，動物活體解剖成為常規的實驗步驟。早期的實驗大多在狗、貓或老鼠身上進行，具有基礎性質並把焦點放在特定器官的功能。在理解基本功能之後，生理學者轉向使用活體解剖、化學與實驗室實驗來決定其所涉及的物理化學過程。如此一來，他們建立一套關於疾病的功能論觀點。

起先，這些實驗室大多位於私人空間：例如德國生理學者波雷蒙在1840年代是在他自己的公寓中工作。隨著生理學的地位提高，這些實驗室也得以體制化，小型的研究則被團隊合作的實驗所取代。雖然少有國家對生理學的投資能跟法國或德國相比，但歐洲各地在生理學實驗室和臨床議題之間都建立起密切的連結，生理學者急於展示其實驗工作帶來的臨床益處，實驗室教學也成為醫學常規訓練的特徵。

生理學在十九世紀中鼓舞了實驗室的成長與制度化，然而為實驗室科學樹立新典範的，是以法國化學家巴斯德及其德國對手科霍的研究成果為代表的疾病細菌學說。巴斯德在1860與1870年代辨識出數種疾

病的微生物,而柯霍在德國推展了辨識細菌的步驟,他建立起一套程序——科霍氏準則(Koch's postulates)——來證明特定疾病如何由特定細菌所引起。他們的研究開啟一個快速發現的時期,辨識出引起主要傳染病的生物,並發展出新的療法。以1886年在巴黎開幕的巴斯德研究所為模範,新的研究機構陸續建立。十年之後,市政當局、大學與醫學校都常備有細菌學實驗室來進行診斷,以及生產血清與疫苗。

歷史學者常稱這些變化為「細菌學革命」(Bacteriological Revolution),在法國則稱之為「巴斯德化」(Pasteurization),到了1990年代又把這聯結到「實驗室革命」。這場革命並不僅限於細菌學這門學科的發展。若說細菌學展示了實驗室知識對醫學與公共衛生的價值,那麼實驗室革命則是透過發現引起主要傳染病的微生物、發展新的製劑,以及將權威由病房轉移到實驗室,而帶來廣泛變革的國際運動。細菌學說的提出,成為這場革命的標誌,而被視為是傳統醫學與現代科學醫學之間的分水嶺。此一過程的範例,可見諸李斯德的抗菌法〔參見〈外科〉〕、科霍氏準則以及新的疫苗接種。就和生理學情況一樣,促使實驗室成為訓練醫師與提供臨床用途的場所,有助於將病菌學說(germ theory)與細菌學(bacteriology)整合。地方當局與醫院設立新的診斷實驗室。到了1890年代,病人

的痰、血與尿液都接受常規檢驗。類似柏林的傳染病研究所（1891）這樣的大學研究所與實驗機構被設立起來，製藥公司也設立自己的實驗室。正如治療白喉之抗毒血清的發展（1894），以及治療性病的灑爾佛散的生產所顯示（1908），研究帶來了新的診斷與治療技術，早期的實驗室研究讓人聯想到危險傳染病的治療。實驗室的力量是如此強大，以至於新興學科都試圖利用實驗室來取得正當性。

二十世紀的前三十年出現大規模的努力，將實驗室引進醫學機構和商業機構，醫學研究的預算也出現史無前例的增長。隨著灑爾佛散的成功，實驗室醫學追尋更多的「魔術子彈」（magic bullets），允諾更多重大進展的希望。這反映在第一次世界大戰（1914-18）疫苗的發展，以及在1928年發現盤尼西林。1920與1930年代的內分泌學研究與生物化學研究，辨識出胰島素等賀爾蒙可用於治療（例如糖尿病）；對代謝、消化與營養不良疾病的研究，則揭露出維他命的作用。即使癌症等病症的臨床實驗還有待開拓，1919年之後新的研究機構和大學部門陸續建立，培植以德國大學以及巴爾的摩的約翰霍普金斯大學（Johns Hopkins University）為模型的學院醫學文化。透過公共衛生工作建立和地方當局的關係以及和製藥工業的連結都得以鞏固。1920與1930年代引進的新技術，使

得血清、免疫學與實驗室分析變得更為容易。對於代謝概念的日益重視，使得血液檢驗成為許多疾病診斷與治療的關鍵。隨著臨床生物化學對病人處置變得重要，專門的實驗室設施成為必需。對研究機構的投資增加與聘任專職科學家，使得常規檢驗和研究之間出現了微妙的區別。

醫學的實驗室革命成功與否有賴實驗室研究對局部脈絡是否有用，以及人們對其好處的認知。那些像是生理學等較少直接帶來臨床好處的學科，其成員就比較不安。細菌學者和病理學者則熱切想要展示他們的實驗室工作對臨床的重要性，這使得臨床案例更加成為研究的焦點。例如科霍氏準則的提出，就是要回答臨床的問題。在1890年代，細菌學開始修正臨床與診斷的實作，而實驗室工作往往擔任服務性的角色。醫院臨床醫師、地方醫療人員以及公共衛生機構所提供的病理學樣本或細菌學樣本，由實驗室代為進行常規檢驗，實驗室也具有生產抗毒血清和疫苗的實際用途。如何使用實驗室端視局部脈絡而定，這也使得實驗室和臨床的關係很少是靜態的。不同類型的觀察結合一起：臨床觀察與實驗室觀察常一同用來解釋特定的研究案例，而有助於發展新知識。這些不同類型的工作往往沒有清楚的區隔。臨床案例和常規檢驗經常成為研究與科學知識推進的基礎。站在最前線的

是臨床醫師－科學家（clinician-scientist），他們將臨床上對醫療和實驗的控制與實驗室科學結合。

上述評估會指向實驗室醫學的勝利。歷史學者大體同意醫療與醫院的實作以及醫師的訓練方式，到了1930年代是以學院醫學和實驗室為組織的重心；然而，關於這場革命以及臨床與實驗室之關係性質的舊有看法受到了挑戰。修正主義者讓歷史學者更為敏銳地注意到：「就病因解釋而言，病菌學說的興起並不是醫界更加尊重實驗室的直接指標」。[3] 過去認為病菌學說是一套內容明確的實體，此種看法經不起檢視。病菌學說的意義隨著時間而改變，接受它也不意謂實驗室醫學告捷。因此，歷史學者提出新的斷代編年，檢視法國、德國與英國等不同的民族文化如何帶來不同的細菌學。接受病菌學說也不意謂突然從整體論轉為化約論。偏好「種子與土壤」這類隱喻的既有疾病觀，仍持續存在。與其說這是一場細菌學革命或實驗室革命，毋寧說這場變遷是步調不一的，醫療與預防做法的改變緩慢實現，舊觀念持續而實驗室則遭到質疑。

在實驗室與臨床之間，也存在著緊張關係。這反

3　John Harley Warner, 'Introduction to Special Issue on Rethinking the Reception of Germ Theory of Disease', *Journal of the History of Medicine and Allied Sciences* 52 (1997), pp. 7-16.

映了不同專業之間的衝突,以及對於某些類型的實驗
室研究或學科感到不安。雖然對實驗室醫學的態度不
一,但有些醫師擔心,細菌學和實驗室會使得醫學遠
離臨床實作。正如勞倫斯在他的論文〈不可共量的知
識〉(*Incommunicable Knowledge*)指出,認為醫學是種直覺
式臨床藝術的觀點,於1920和1930年代在英國菁英
醫師群當中仍舊強而有力。他們擔心實驗室方法會篡
奪臨床技藝的地位,並貶低床邊研究的價值〔參見進
階讀物〕。這種不安也不侷限於英國,在兩次世界大戰
之間的德國,有相當多的醫師強調整體論與直覺式的
醫學研究方法,而和實驗室醫學格格不入。雖然這樣
的抗拒,隨著更多的醫療人員接受實驗室方法的訓練
而逐漸減低,但許多醫師仍相當小心謹慎。對實驗室
研究至為重要的動物實驗,引發倫理問題,這些醫師
則企圖與此保持距離。嘗試將新的醫療做法與科學觀
念引進古老的機構,同樣遭到抗拒。大學和醫學院幾
乎都會雇用本校的畢業生,而有近親繁殖的問題。這
會強化既有的做法,也使得這些機構不見得都願意投
資昂貴的實驗室或研究活動。在最極端的狀況下,此
種對抗會鼓勵另類醫療系統的發展,如強調自然的療
癒力(自然療法)或是強調個人治療(梅斯美術)。

　　正如上一節所指出,必須檢視實驗室和實驗知識
的實際運用,來平衡看待實驗室醫學的英雄故事。理

解疾病與分類疾病的新模式受到廣泛討論，並緩慢獲得採用，也透過醫學教育的努力將實驗室制度化。然而醫療的變遷有賴許多因素，而非僅限於細菌學或實驗室。以臨床病理學研究方法與個人主義為基礎的價值觀仍舊非常強大，臨床上的實作仍持續產生新的知識。病理解剖學研究方法持續具有優勢用途；學習新而困難的診斷檢驗方法或知識，在最初時並不清楚其所能帶來的效益，因而必須先發展出新的分析血液、尿液與其他體液的簡易方法，在臨床上才會實用。透過實作來進行的臨床研究與創新，在外科等領域仍舊重要，1909年的諾貝爾醫學獎頒給德裔外科醫師迪奧多・科切爾，表彰其甲狀腺研究，就可清楚看到這點。[4]醫界也不是毫無批判地接受實驗室醫學或知識。某些和實驗室以及製藥研究有關的新製劑，像是白喉抗毒血清與胰島素，受到了歡迎；其他的療法，像是1920年代使用動物腺體與器官的萃取物來治療疾病的器官療法（organotherapy），則仍舊充滿爭議。實驗室知識的發展傳播緩慢，要傳達給不在醫學院或大學工作的醫療人員特別如此。代溝持續存在，不是所有的醫療人員都支持科學與實驗室的發展。到了1920年代，實驗室成為一種資源但接受此一資源的方式卻

---

4 科切爾（Theodor Kocher，1841-1917），瑞士伯恩大學外科教授，其學術研究範圍含括廣泛的外科課題，皆與臨床實際遭遇的問題有關。

不一致，應用的方式並不完全吻合研究論文或實驗室
工作者的指示。因此，與其說這是場實驗室革命，毋
寧應把它看成一個漸進的過程。

✦ 生物醫學科學與研究：1945 至 2000 ✦

在 1945 年之後，醫學研究充斥著醫療的每個面
向，實驗室研究和臨床醫學變得密不可分。正如前一
節所指出，如果實驗室和臨床醫學這樣的關係是在
二十世紀初期所造就的，那麼生物醫學，或是臨床和
以實驗室為基礎之活動的大規模融合，就成為 1945
年之後的特色。二次大戰期間（1939-1945）盤尼西
林生產等研究計畫的成功，鼓舞了支持投資生醫研究
和學院醫學的氣氛。隨著研究人員、大學與醫學校實
驗室以及研究機構數量的增加，而發展出常被稱為
「大科學」（big science）的大型研究計畫。美國的生物
醫學模式在此具有強大的影響力。1945 年之後，醫
學研究達到跨大西洋的層次，美國生物醫學為歐洲的
研究提供了參考與資源。癌症研究與遺傳研究不只是
大型生物醫學與發展跨大西洋研究計畫的理想範例，
同時也展示出專業人員與大眾把疾病研究、實驗室醫
學以及治療的希望都連結在一起。

戰後歐洲醫學的驅動力，來自於生物學與生物醫

學研究的快速擴張，以及冷戰的政治與文化氣候。以跨機構合作為基礎的科學實作模式，日益界定了研究的方式，而推動了新的研究文化。在1939年之前成立的機構經歷了一段擴充時期，而政府、慈善機構與製藥工廠也建立新的研究機構。法國偏好支持政府的研究機構，像是國家科學研究中心（Centre National de la Recherche Scientifique）；英國的醫學研究委員會（MRC）則採用分散化的計畫，設立了109個研究單位，雖然以醫學校為基礎的研究傳統仍舊獲得支持。基礎與臨床的研究領域劃分，變得越來越鮮明，而既有的學科位階則因研究經費的贊助方式而延續。新的專科進一步發展，像是心血管疾病或愛滋病等而新興健康問題，吸引了可觀的投資與努力。

　　癌症研究是這過程的一個絕佳研究案例。它得到的可觀投資不只來自國家，也來自於慈善機構、製藥公司以及菸草工業。它成為某些學科與生醫科學發展的焦點。研究投資的規模是如此之大，以至於歐洲在1960年代必須發展出合作的夥伴關係，因為所需進行的工作已超出個別國家的能力。然而，儘管歐洲對研究機構和癌症研究做出這麼大的投資，卻還跟不上美國環繞著癌症研究而發展出來的生物醫學複合體。

　　醫學研究在二次大戰後的前二十年帶來了一系列

的進展，對醫學將有能力治療許多疾病的信心因而增長，雖然在1970年代對此開始產生懷疑。與此相應的是對科學與技術的應用能夠帶來進步與改良的信心。儘管透過紐倫堡公約（Nuremberg Code, 1947）努力區分正當研究和納粹科學，但倫理關切不見得都能成為一個議題。要到1960年代沙利竇邁的悲劇之後，相關規範才加強，在此之前對於實驗的管制相當鬆散，只有很少的規範，導致一些做法在日後遭到譴責。盤尼西林以及用鏈黴素（streptomycin）治療肺結核的戲劇性成功，不只帶來樂觀也改變了治療的模式，例如許多結核病療養院在1950年代都關門了；這也刺激了對化學治療藥劑的可觀投資。進一步了解疾病機制的需求，鼓舞了對於抗體、酶、賀爾蒙與基因的研究工作。例如賀爾蒙的研究導致助孕藥物及避孕藥在1960年代的快速引進。病毒學，特別是活毒疫苗與死毒疫苗（live and inactivated）的研究，為醫學科學與實驗室科學能帶來的臨床效益與預防好處，提供更進一步的範例。華生與克里克在1950年代早期在劍橋進行的DNA結構研究，預示了遺傳疾病和基因治療研究會有更多突破。

　　在二十世紀下半，新的工具和儀器不只形塑知識，同時也創造出新的學科，像是分子生物學、遺傳學和病毒學。我們不該低估機構文化和專業文化，但

實驗室的日益自動化，使它在診斷與疾病監控上的重要性愈益增加。許多在1920和1930年代發展出來的檢驗方法，獲得標準化與自動化。在1946年隨著使用鏈黴素治療結核病的試驗，首度發展出來的隨機對照試驗（randomized controlled trial, RCT），以及應用流行病學方法來研究臨床狀況，使臨床研究大為拓展。雖然隨機對照試驗的使用，由於牴觸了臨床醫師的自主而遭到一些反對，但它仍成為黃金標準且對於癌症研究特別具有影響。隨著生物醫學研究與新的測量技術的發展，不斷擴展臨床醫師檢驗疾病過程的能力，隨機對照試驗提供一個組織研究和評估治療的有效工具。酶和賀爾蒙的檢驗等複雜的生物化學檢驗也出現了。索爾·伯森（Sol Berson）和羅薩琳·雅若（Rosalyn Yalow）在1970年代於紐約首度開發出放射免疫分析法（Radioimmunoassay），能夠測量血液中微量的賀爾蒙。血液與尿液的生化檢測，成為醫院工作與一般醫療所不可或缺。

　　在支持科學動員的冷戰氛圍下，歐洲國家的研究投資增加，而製藥工業更是在醫療研究中扮演重大角色。戰時盤尼西林的發展，有賴英美政府和製藥公司共同的資金支持，相同的模式在1945年後重複應用在其他藥物的發展，像是抗病毒藥劑干擾素（Interferon）。剛開始許多學院人士認為和藥廠合作是

一種侵犯，但經費來源的現實需求使得此種關係變得越來越重要。然而，經費的取得有其代價，有些研究者開始失去對工作的控制。

有些評論者認為在1980和1990年代之後，醫學創新的速度減緩了，二十世紀晚期沒有出現像1950年代醫療遺傳學那樣的重大醫學突破。聽診器和X光等舊科技仍在使用。1973年的石油危機帶來經濟不景氣，70年代中期研究經費開始減少。許多老的研究機構遭到裁併，或者被迫尋找外界經費來源。隨著個別國家開始重新評估他們的醫學研究計畫，來自私人或慈善機構的收入，像是英國納菲爾德基金會（Nuffield Foundation）和衛康信託（Wellcome Trust），或是來自製藥公司的經費，對於大學和研究機構變得日益重要。財務上的限制，激起了關於醫學研究的價值與益處之辯論；以應用為目的或是針對癌症、心血管疾病等重大臨床問題的研究計畫受到鼓勵而成長。

若以戰後癌症的歷史為例，新的解釋模式和診斷工具引導了治療如何介入，其所帶來的直接效應則不太明顯。例如，對癌症研究的重大投資雖然有些進展，但並沒有帶來允諾性的治癒方法。這類醫學研究的實用效益，通常要花較長的時間才會出現，華生和克里克的DNA研究便是如此。思考上述例子，就能

對二十世紀下半，科學與醫學的關係提出更為批判性
的評估，儘管生物醫學有其成功之處，這樣的關係並
不必然帶來進步。

✦ 結論 ✦

本章指出，科學的意義以及科學在醫學中擔任的
角色，是隨著時間而改變的。與其採用一套偏重十九
世紀與實驗室革命的說法，本章說明如何能夠看出一
個更長時程的紀事，以及不同形式的醫學科學如何存
在於過去。不論是科技決定論或是發明／發現，都無
法適切說明科學與醫學的關係，而醫學科學的地位和
性質，常和政治、神學、社會經濟、機構或專業的脈
絡密切相關。本章檢視革命在醫學科學中的作用與性
質，探討變遷何以起伏不定，舊的觀念如何能持續存
在，而正如細菌學和實驗室醫學的歷史所顯示，醫學
科學是受到爭議的。對正規醫療人員而言，醫學科學
同時具有實用和修辭的價值。即便在臨床或公共衛生
的領域，醫學科學要能獲得接受通常得靠實際應用；
科學還有其他的作用，因為醫療人員使用科學的語言
來支持其專家地位。然而，正如反疫苗接種與反活體
解剖等運動的關懷所顯示，對於醫學科學抱持模稜兩
可態度的不僅限於勞倫斯所描述的那些英國菁英醫
師，當時的人對於進步自有其想法。

進階讀物

❖ 關於科學以及科學在醫學中的角色有著可觀的文獻，從對
個別學科的研究到主題式的探討。這份進階閱讀只能觸及
到最重要的議題與研究。對科學史感興趣的讀者，Peter J.
Bowler and Iwan R. Morus, *Making Modern Science* (Chicago, IL:
University of Chicago Press, 2005) 是優秀的導論，其中包含
關於生物學與醫學的章節。

Roy Porter, *The Greatest Benefit for Mankind: A Medical History
of Humanity from Antiquity to the Present* (London: HarperCol-
lins, 1997)，提出對醫學與科學的詳細綜覽。

尚未過時的史學史回顧不多，不過 John Harley Warner,
'The History of Science and the Sciences of Medicine', *Osiris* 10
(1995), pp. 164-93，仍是清晰簡要的評估。

Ronald Doel and Thomas Söderqvist (eds), *The Historiography
of Contemporary Science, Technology, and Medicine: Writing Recent
Science* (London: Routledge, 2007)，處理 1945 年之後的時期。

❖ 關於科學革命有大量的研究文獻，最好先從 Steven Shapin,
The Scientific Revolution (Chicago, IL: University of Chicago Press,
1996)，以及 John Henry, *The Scientific Revolution and the Origins
of Modern Science* (Basingstoke: Palgrave Macmillan, 2008) 入門。

❖ 關於實驗室醫學的綜覽不多，W.F. Bynum, *Science and the
Practice of Medicine in the Nineteenth Century* (Cambridge:
Cambridge University Press, 1994)，是對此一時期清晰的介
紹。John Lesch, *Science and Medicine in France: The Emergence of
Experimental Physiology, 1790-1855* (Cambridge, MA: Harvard
University Press, 1984)、Gerald Geison, *Michael Foster and the
Cambridge School of Physiology* (Princeton, NJ: Princeton Univer-
sity Press, 1987)，以及 Arleen M. Tuchman, *Science, Medicine*

and the State in Germany: The Case of Baden, 1815-1871 (Oxford: Oxford University Press, 1993)，是對不同國家脈絡的生理學與實驗的研究。

Robert Kohler, *From Medical Chemistry to Biochemistry: The Making of a Biomedical Discipline* (Cambridge: Cambridge University Press, 1982)則探討生物化學。

❖ 關於病理學可參見 Russell Maulitz, *Morbid Appearances: The Anatomy of Pathology in the Early Nineteenth Century* (Cambridge: Cambridge University Press, 1988)。

❖ 關於病菌學說的著作很多，Bruno Latour, *The Pasteurization of France* tr. A. Sheridan and J. Law (Cambridge, MA: Harvard University Press, 1988)，探討並質疑巴斯德對法國的衝擊。

Michael Worboys, *Spreading Germs: Disease Theories and Medical Practice in Britain, 1865-1900* (Cambridge: Cambridge University Press, 2000)，是關於病菌學說如何運用於實作的細緻研究。

Stanley J. Reiser, *Medicine and the Reign of Technology* (Cambridge: Cambridge University Press, 1982)，以及 Stuart Blume, *Insight and Industry: On the Dynamics of Technological Change in Medicine* (Cambridge, MA: MIT Press, 1992)，對於科技變遷在醫學中的角色，提出不同的觀點。

Joel Howell, *Technology in the Hospital: Transforming Patient Care in the Early Twentieth Century* (Baltimore, MD: Johns Hopkins University Press, 1995)，則檢視科技對醫院的影響。

❖ 關於實驗室在醫學教育中的角色，讀者應參閱 Thomas N. Bonner, *Becoming a Physician: Medical Education in Britain, France, Germany, and the United States, 1750-1945* (New York and Oxford: Oxford University Press, 1995)。

Roger Cooter and John Pickstone (eds), *Medicine in the Twentieth Century* (London: Routledge, 2000) 書中的論文，以及 Chris Lawrence, Anne Hardy and Tilly Tansey 在 W. F. Bynum et al, *The Western Medical Tradition, 1800 to 2000* (Cambridge: Cambridge University Press, 2006) 書中的章節，是二十世紀醫學的優秀介紹。

Nikolas Rose, *The Politics of Life Itself* (Princeton, NJ: Princeton University Press, 2007) 探討生物醫學、主體性與權力。

Harry Marks, *The Progress of Experiment* (Cambridge: Cambridge University Press, 1997)，仍舊是對二十世紀臨床實驗的最佳解說。

A. H. Maehle and J. Geyer-Kordesch (eds), *Historical and Philosophical Perspectives on Biomedical Ethics* (Aldershot: Ashgate, 2002) 收錄的論文探討倫理面向。

❖ 科學社會學對二十世紀醫學的探討，感興趣的讀者應該參考 Harry Collins and Trevor Pinch, *Dr Golem: How to Think About Medicine* (Chicago, IL: University of Chicago Press, 2005)。

關於科學社會學此研究取向的介紹，參見 Sergio Sismondo, *An Introduction to Science and Technology Studies* (Oxford: Blackwell, 2004)。

❖ 關於製藥工業可參閱 John Swann, *Academic Scientists and the Pharmaceutical Industry* (Baltimore, MD: Johns Hopkins University Press, 1988)，或是 Miles Weatherall, *In Search of a Cure: A History of Pharmaceutical Discovery* (Oxford: Oxford University Press, 1990)。

Robert Budd, *The Uses of Life: A History of Biotechnology* (Cambridge: Cambridge University Press, 1993)，以及 Jean-Paul Gaudilliere and Ilana Löwy (eds), *The Invisible Industrialist: Manufacturer and the Construction of Scientific Knowledge* (Basingstoke: Palgrave Macmillan, 1999），則檢視生物科技。

❖ 關於癌症研究的重要性，可參閱2007年*Bulletin of the History of Medicine*的專輯。

❖ 關於醫學科學所激起的反對，感興趣的讀者的好起點是 Nicolaas Rupke (ed.), *Vivisection in Historical Perspective* (London: Routledge, 1987)，以及Nadja Durbach, *Bodily Matters: The Anti-Vaccination Movement in England, 1853-1907* (Durham, NC: Duke University Press, 2005)。

❖ 關於英國醫師對實驗室醫學的態度，標準的文本是Christopher Lawrence, 'Incommunicable Knowledge: Science, Technology and the Clinical Art in Britain, 1850-1914', *Journal of Contemporary* 20 (1985), pp. 503-20。

   Gerald Geison, '"Divided We Stand" Physiologists and Clinicians in the American Context', in Morris Vogel and Charles Rosenberg (eds), *The Therapeutic Revolution: Essays in the Social History of American Medicine* (Philadelphia, PA: University of Pennsylvania Press, 1979), pp. 67-90，以及S.E.D. Shortt, 'Physicians, Science, and Status: Issues in the Professionalization of Anglo-American Medicine in the Nineteenth Century', *Medical History* 27 (1983), pp. 51-68，對科學為何有不同的探討。

❖ 關於通俗科學有大量的研究文獻，然而關於科學對通俗文化的影響，以及通俗文化對科學的影響，請參閱Colin Russell, *Science and Social Change, 1770-1900* (Basingstoke: Palgrave Macmillan, 1983)，以及Bernard Lightman, *Victorian Popularizers of Science: Designing Nature for New Audiences* (Chicago, IL: University of Chicago Press, 2007)。

CHAPTER 11
護理

NURSING

護理史常被形容為醫學史的灰姑娘。早期的護理史大多是護理界領導人物所寫，強調十九世紀對於護理專業化的重要，追溯護理如何從早期教育不良的酒醉護士，像是狄更斯的小說《馬丁・翟述偉》（*Martin Chuzzlewit*, 1843-44）裡所描述的喜劇人物莎拉・甘普（Sarah Gamp），轉變為以南丁格爾（Florence Nightingale）為代表之訓練良好又有效率的護士。這種志得意滿的研究取向，提供的是沒有問題意識的進步道德故事，強調十九世紀中期對護士的醜化，以及改革之後的護士專業形象，其用意是要培養護理傳統和認同。1970年代，婦女史的成長起初對護理史影響不多，但1980年代女性主義批判、醫學社會史以及社會學研究就開始影響有關護理的著作，進而挑戰專業權威的觀念。歷史學者重新檢視護理史，開始強調發展一個新專業的困難，以及對護理的態度之改變。研究焦點開始放在十九世紀早期的護理姊妹會，認為他們提供護理改革的基礎；南丁格爾的貢獻則受到批判性地修正。研究顯示改革是個複雜的過程，反映了更廣泛的社會經濟趨勢，像是婦女進入公共領域、宗教關懷、生活水準的提升以及臨床醫學的發展。隨著修正主義者援引女性主義史，指出將婦女的工作套用專業化的模型是不適切的，慢慢開始審視一般護士的

經驗，也重新評價護理訓練的現實狀況和護理在醫院中的地位。研究顯示，服從與紀律等價值觀何以對專業化是那麼重要，而改革者又是如何利用社會所建構的婦女刻板印象，來創造工作認同並造就改革。然而，護理的意義為何以及該如何詮釋此種照護，仍舊是值得探討。

到了 1990 年代學者展開革命，橫掃護理史這個研究領域。歷史學者根據階級、族群、文化、宗教等議題來檢視差異，護士不再被視為單一均質的團體。以此修正主義史學為基礎，本章探討護理改革的指標以及南丁格爾的貢獻，同時也用階級和性別的問題來平衡專業化的概念，並探索改革成形的脈絡，以及護士的經驗。

✦ 護理、宗教與慈善：1500 至 1800 ✦

當歷史學者在探討 1800 年之前的歷史時，他們經常碰到的問題是如何區分護理和非護理，因為當時大多數的護理工作，是婦女非正式地延伸在家庭或社區中所提供的照護。這是因為婦女在居家領域中有該扮演的角色和照護病人的責任。護理還進一步受到家庭責任與社區責任，以及基督教徒有責任照顧窮人和病人的慈善律令所影響〔參見〈宗教〉一章〕。

近現代時期的婦女被預期該承擔某些形式的醫療與護理，這是其家務技藝之一；然而，十六與十七世紀的宗教修會開始在窮苦病人的照護上發揮顯著的作用，使得婦女可以走出家庭領域和參與非正式的護理安排。十六世紀晚期起源於西班牙的聖喬凡尼底迪奧婦女修會（The San Giovanni di Dio）不只設立醫院，同時為其他機構提供護理照護；而靈醫會（Ministers to the Sick，又稱為 Camillians）則將牧師工作與護理結合到病人家中進行探訪。法國天主教的改革促發了健康照護的結構變化，並且強調慈善及靈性母職（spiritual motherhood）的重要性。當醫院管理者試著改善醫療供給與以理性方式管理照護〔參見〈醫院〉一章〕，他們轉而向女性護理修會尋求一系列的醫療服務。護理修會像是仁愛修女會（Daughters of Charity）、維勒訥沃的聖多瑪斯修女會（Sisters of St Thomas of Villeneuve）以及慈善兄弟會（Brothers of Charity）的成立，提供了重要的醫院人力。

仁愛修女會是由聖文生（Vincent de Paul）與盧易絲修女（Louise de Marillac）在 1633 年所成立的，它成為女性虔誠運動以及後來護理組織的模範。聖文生決心克服反宗教改革所帶來的壓力，他認為仁愛修女會不只是靈性工作者，同時也是透過護理服務為上帝奉獻一生的幹練女性；這挑戰了女性應該過著遠離世俗之生活的觀念。仁愛修女會的常規訓練包括，

照顧社區病院中的病人（生病的姊妹）、種植與使用草藥，以及執行小型外科手術。她們並不隸屬特定的機構，而是和地方當局、教區或醫療機構簽訂合約。她們的工作有很強的福音派（Evangelicalism）成分，仁愛修女會要將步入歧途的生病窮人帶回到上帝的懷抱。然而，她們非常重視專業責任。這使得她們在醫院管理上和醫師、外科醫師以及有勢力的贊助者發生衝突；但在此同時，仁愛修女會也對醫院的服務性質產生重大影響。

英格蘭的情況又不一樣。亨利八世解散了修道院，使得病人大多不再受宗教修會的照顧，而民眾的抗議也讓許多既有的醫院（特別是在倫敦）重建為世俗的機構。這些機構像是聖巴多羅繆醫院，便雇用了一些護士。然而，大部分的護理工作是在醫院之外的場所進行，由家庭或社區負責；直到十九世紀這樣的狀況都是英國護理的特徵。對倫敦教會法庭女性紀錄的研究顯示，十七世紀晚期到十八世紀初期在各種女性專職工作當中，護理仍是個很小的領域。負起護士責任的人，通常同時也被雇用為家中的僕人、清潔婦或是洗衣工；或者他們本身就接受濟貧，將提供護理服務同時當成一種「以工代賑」發放式濟貧的方式。[1]

---

1 〔譯注〕英國的舊濟貧法（Old Poor Law）規定兩種救濟窮人的方式：

這段期間醫院所雇用的少數護士的功能,和家中的佣人差不多,其工作包括提供食物、更換床單和基本的清潔工作等等。雖然有些婦女因其護理技巧而贏得名聲,大多數的護理安排仍舊是非正式的、短期或兼職的,而且基本上通常只涉及到不需技藝的手工勞動。

有個論點主張,醫療專業化和男性領導中心的醫療行會在十八、十九世紀排斥女性,迫使婦女離開醫療工作而進入護理工作。此一深具影響力的觀點認為,護理之所以成為一個獨立的女性領域,是因為男性對治療工作的控制增加。十八世紀醫院的成長,確實促使護理在機構脈絡中進行,進而在照顧和治療之間出現明顯的分工〔參見〈醫院〉〕。然而,許多十八世紀的護士仍舊和家庭佣人差不多。護理工作有不良的性別形象:大多數的護士少有正規的教育或訓練,並且在不良的環境下工作。此一護理模式要到十九世紀才被打破,這時護理開始超越非正式的居家安排以及有限的機構供應,而取得新的形式。南丁格爾被視為此一護理改革的中心人物。

收容式濟貧(indoor relief)以收容所接濟無家可歸貧苦無依的民眾,發放式濟貧(outdoor relief)則對仍有住所或工作能力的貧窮民眾發放救濟金。此處所指的安排,類似「以工代賑」,收到救濟金的貧窮婦女必須擔任護理工作回報。

✦重新定位南丁格爾✦

美國詩人朗費洛（Longfellow）曾形容南丁格爾是：「提燈的女士」（Lady with a lamp），此一形象主導了一般人對護理史的認知。她的貢獻融入了專業的神話，而成為現代護理的偶像。南丁格爾出生在一個富裕而有教養的家庭，她想要逃離其身家背景所帶來的拘束，因而在普魯士的凱撒維斯（Kaiserswerth）以及巴黎接受護理訓練。南丁格爾在克里米亞戰爭（the Crimean War, 1853-56）取得偶像地位。她透過關係率領三十八名護士前往史庫塔利（Scutari）的英國軍事基地。她在那裡的努力，以及之後在南丁格爾基金會和聖湯瑪斯護理學校（St Thomas's School of Nursing）的工作，被譽為是一場護理革命。她透過大量的著作傳播其理念，特別是她那本深具影響力的《護理筆記——護理是什麼與不是什麼》（Notes on Nursing — What It Is and What It Is Not, 1859），以及透過南丁格爾基金會與護理學校的影響力，極具領袖魅力的南丁格爾很快就成為護理改革的中心人物。她透過南丁格爾基金會以及聖湯瑪斯護理學校所進行的工作，象徵現代護理系統的勝利，創造出一群有紀律並且擁有正規訓練的照護者，將整潔衛生的觀念帶到病房與病人照護。

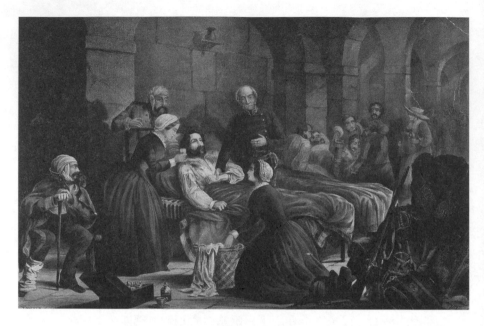

圖 11.1 ──── 1855年南丁格爾和她的護士在史庫塔利的軍醫院照顧一位病人。
湯瑪斯・佩克（Thomas Packer）的石版畫。
圖像來源：Wellcome Library, London。

　　隨著醫學史學者開始疏遠著重先鋒角色的英雄敘事，圍繞著南丁格爾的神話也開始受到質疑。英國作家林頓‧史特維奇（Lytton Strachey）在《顯赫的維多利亞人物》（*Eminent Victorians*, 1918）一書就已經挑戰了「提燈女士」這種過份煽情的公眾形象，揭露出南丁格爾性情嚴苛的一面。護理史學者莫妮卡‧貝利（Monica Baly）對南丁格爾的貢獻，提出一個較不那麼尖酸但一樣具有批判性的評價。在《南丁格爾與護理的傳承》（*Florence Nightingale and Nursing Legacy,* 1986）一書，貝利挑戰南丁格爾的神話，指出相較於南丁格爾對改造醫院建築與改革健康照護提供方式的興趣，其實創建護理學校一直都不是南丁格爾主要的關懷。稍後的研究顯示，南丁格爾在前往克里米亞之前對護理改革沒有任何確切的計畫；而設立南丁格爾基金會的想法和基金會對護理改革的投入，以及聖湯瑪斯護理學校最初的發展規劃，都來自他人的想法。南丁格爾既不溫柔也非無私，此書所呈現的是一個複雜而有才幹的女人、一個要求其權威必須受到尊重的強悍管理者。

　　相關研究不只質疑南丁格爾的性格，也包括重新思考其成就。雖然歷史學者仍舊將護理之所以成為一種值得尊重的行業（這是專業化的關鍵元素）歸功於南丁格爾；她在克里米亞的工作則被放在脈絡中考察。例如，在南丁格爾之前就已經存在著軍事護理系

統，病房配備有男性的勤務兵，她的出現則在史庫塔利引起不一的反應。南丁格爾既不是個孤獨的開創者，而送女性護士到克里米亞遠征也不完全是她的主意。南丁格爾是個優秀的自我宣傳家，把焦點放在她的工作上則隱蔽了其他護士在克里米亞的貢獻。其中最為重要的可能是出身牙買加的「女醫師」瑪莉‧希可兒（Mary Seacole）。不像南丁格爾保持距離地監督護理活動，希可兒親身在巴拉克拉瓦（Balaklava）的戰場工作。南丁格爾不喜歡希可兒，也不贊成其敢作敢為的醫療策略以及她在護士徵召中心（Nurses Enlistment Centre）的活動——此中心控制了克里米亞的護理活動。雖然希可兒的努力在前線受到讚賞，但相對於南丁格爾，由於她有著黑白混血的背景及低社經地位，而被視為次要的人物。希可兒不是單一的例子：克里米亞大多數的女性護士都不受南丁格爾管轄。

與其把南丁格爾在克里米亞的活動當成關鍵的時刻，毋寧我們可以把護理的編年紀事往前推，檢視十九世紀上半的護理改革。在此一框架下，護理改革可以放在醫院照護模式變遷、婦女進入公共領域與十九世紀初期的宗教振興（religious revivals）等脈絡加以考察。早期的護理改革者以及護理姊妹會的開創性工作，是南丁格爾得以成功的關鍵。

✦姊妹會與護理改革：1800-1850✦

在十九世紀初很難區別護理和女性其他工作領域。護理不需要專門的訓練或知識。雖然醫院的護士被要求要有好品格，但他們大多是臨時的、缺乏訓練，且從事比較低階的工作。即使護理長主要也是當個管家而已。雖然護理工作在性質上主要是種家務工作，但對護理的改良大多是在醫院中進行的。這是為了努力創造一個更有秩序及更體面（或更道德）的環境，其做法則透過提高工資、改善住宿以及訂定最低標準要求。例如倫敦的蓋斯醫院（Guy's Hospital）就開除了抗命與酒醉的護士，也提高薪資並且禁止護士從事刷洗地板等和僕人有關的工作，希望這樣可以吸引較高階層的女性從事護理工作。沒有這些條件的話，就無法吸引和留住嫻淑規矩的女性。

醫師參與了這些改革過程，但由於傳統記載偏重女性改革領導者的壯舉，而經常忽略他們的角色。德國的柏林慈善醫院（Berliner Charité hospital）在1832年由醫生建立起為期六個月的護理訓練課程；倫敦有些總醫院的醫療人員也以類似做法來改善護理品質。一些有良心的醫師已經在他們的病房為護士和女性志工提供某種程度的訓練，然而醫院及臨床醫學的改變還

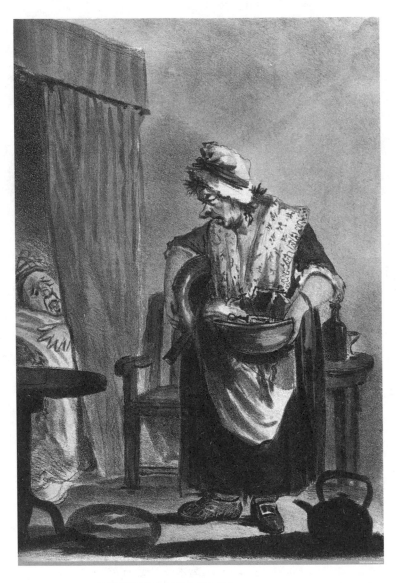

圖 11.2 ———— 一位邋遢的護士和她不滿的病人。
這幅諷刺畫描繪十九世紀初期對於護理的觀感及其負面聯想。
圖像來源：Wellcome Library, London。

需要進行更深遠的改革。醫院的數量快速成長，對研究與教學有興趣的醫師湧進醫院，加上醫院醫療的性質改變，使得傳統的醫院護理體系已經不再適用。醫院成為醫學教學的中心和醫學聲望的代表，這樣的醫學變革，使得那些負責照護病患的人責任更為重大，而缺乏改革的護理則被視為是治療的障礙〔參見〈醫院〉一章〕。這不只導向需要更多的護士，而且護士也必須受到訓練以符合醫師的要求。

　　推動護理改革的因素不僅限於醫療需求和醫院的關切，還包括其他的因素。推動護理改良是當代更廣泛的勞動力改革，以及灌輸品格與紀律的努力。在此同時，十九世紀初出現了一系列宗教振興和福音教派的成長。後者為正在嶄露頭角的中產階級提供一套有用的倫理，強調透過努力工作和慈善，會使得個人從苦難中脫穎而出並從事道德改革。宗教提供精神上和實際上的益處，在既定的照護傳統下，慈善事業為體面的婦女提供社會能夠接受的重要公共角色。宗教與慈善的角色，在護理的領域融合為一，為中產階級女性創造出一個理想的職業，以克服她們狹隘的社會經濟角色。早期的護理改革者便借助了這些觀念。他們認為護理是個適合莊重的單身女性從事之職業，除此之外，她們就沒有離開家庭工作的機會了。在荷蘭護理協會（Dutch Society for Sick Nursing）就可清楚看出這

點，其創建者希望可以聘用莊重的（最好是中產階級
的）淑女來擔任護士。

改革者借助當時道德、勤奮、莊重與服從的觀
念，並且利用婦女特質的建構，強調母職與慈愛等女
性道德價值〔參見〈婦女與醫療〉一章〕。護理改革的支
持者宣稱，中產階級女性擁有這些品質且慣於使喚僕
人，因此是擔任護理督導的理想人選。他們提出一套
關於醫院護理的新觀念，其內容包括志業、訓練以及
清楚的階級位階。這是個戲劇性的創新：它將醫院塑
造成一個介於修道院與制度化的中產階級家庭之間的
某種事物。

早期對訓練有素之護士與受尊重之女性職業的
需求，從護理姊妹會得到滿足。雖然這些護理姊妹
會採納女性宗教修會的既有傳統，但也引進護士必
須受醫院系統訓練的觀念。在普魯士靠近杜賽道夫
（Düsseldorf）的凱撒維斯，路德派女執事會（Lutheran
Order of the Deaconesses）深具影響力。迪奧多・福利
德納牧師（Pastor Theodor Fliedner）在1836年所建立的
女執事協會（Deaconesses's Institute），不只振興了此一
傳統教會組織，還創設了一所醫院和一所護理訓練
學校。此學校的目標，是要創設一個醫院護士的姊
妹會，其成員必須接受三年的訓練以成為模範職業

護士。凱撒維斯成為其他護理姊妹會的模型，包括法國的新教姊妹慈善會（French Établissement des Soeurs de Charité Protestantes）以及英國的聖約翰姊妹會堂（St John's House Sisterhood）。這些姊妹會的創建，是要為端莊婦女開創出一個具有正當性的工作領域，其成員成為訓練有素的護理長、醫院的女性護理督導，或是從事居家護理的工作。他們認為高尚的婦女擁有必要的靈性與社會品質，為窮人提供護理照護並指導大多來自工人階級的一般護士。這不只是要以端莊的婦女來取代酗酒的莎拉・坎普，姊妹會強調醫院訓練、護理有別於家務責任，並著重由當時的端莊概念而來的道德觀。她們關切生病窮人的靈性救贖以及身體的安適與治療，進而成功從中創造出一種有效率、受尊重，有道德且訓練有素的新型護士。於是，醫院聘請她們來服務。姊妹會透過一套以病房為基礎的實習制度，訓練更多婦女擔任醫院護士，而成為十九世紀護理訓練的特徵。

護理姊妹會的工作帶有宗教價值，對於將護理重建為一個受尊重的專業，發揮極為重要的作用。在1840與1850年代，一般認為慈善婦女所具有的道德品質，結合姊妹會的志業與訓練，創造出護理的模範而得到廣泛的支持。這些觀念很符合中產階級關於家庭女性特質與莊重的看法。在護理與理想的中產階級

生活之間建立起聯結：兩者都被預期要脾氣很好、對病人充滿愛心與同情、舉止嫻靜、整潔並且熱愛秩序與清潔。剛開始時，醫療知識並不重要。護理被認為是女性天生適合的工作。這些觀念的結合，成為護理女性化以及中產階級婦女進入此一領域的關鍵。

姊妹會極為努力改善病人照護和病房管理，但是她們無法進駐每一所醫院，也不見得都受到歡迎。她們對醫療權威構成威脅，其宗教聲望有時會引起敵意。大多數的護士還是來自勞工階級，且沒有受到訓練，而醫院大部分的護理工作仍舊是低階性質，和家庭僕役類似。但若過度強調護理粗鄙的性質，就會未加反省地接受早期護理改革者的修辭。對十九世紀早期護理的觀感，通常會因參考資料的來源而不同。對於英國濟貧法護士的研究以及當時其他的證據都顯示，不是所有的護士都像當時醜化諷刺地那般醉酒而不適任。許多人以幹練而有效率的方式履行其責任，雖然大多數的情況下，護理仍舊是個非正式的職業。護士能輕易地轉換工作，因此流動率很高。要到1850年之後，護士才從臨時工轉變為一種志業。

✦ 護理專業化：1850到1914 ✦

護理在十九世紀下半所發生的改變和社會經濟與

政治變遷,以及醫院照護模式的改變有著密切的關聯。工業化和都市化導致健康不良與疾病增加,並打亂家庭照護,因此透過市場與機構來發展解決方案以因應各種的社會需求。慈善模式的改變、宗教振興與鼓勵積極參與的觀念,使得社會工作與護理工作是基督徒責任的信念受到強化〔參見〈宗教〉〕。醫院與民間病院的成長帶來更多需要照護與監督的病人,創造出對更多護士的需求。醫院醫學的性質也發生改變,轉向新的支持性療法與擴張外科,不過這些發展要到十九世紀晚期才對護理有明顯影響〔參見〈醫院〉〕。新的社會結構出現了。對中產階級婦女而言,在社會接受的性別規範下,護理提供一個進入公共領域的管道。在這些力量的交互影響之下,對訓練有素的護士的需求越來越大以及讓護理成為端莊婦女職業的努力。把護理和家務工作區分開來使前者獲得尊重,以及將護理訓練與技能結合在一起,這兩股趨勢的匯集,昭示了許多護理史學者眼中的專業化濫觴。

正如之前提到的,護理專業化的動力經常和南丁格爾的事業聯結在一起。修正主義的看法不只將南丁格爾放在一個更廣泛的改革運動當中,而且這個改革運動的動力是獨立於南丁格爾之外的,並指出專業化是一個更漫長而經常遭到抗拒的過程。以社會學的專業化模型來解釋這些護理改革是不足的,而就專業的

性別性質而言，護理成為一個充滿矛盾的典範〔參見
〈專業化〉〕。護理改革借助一套相互衝突的理念，它一
方面強調傳統的、社會建構的、關於照護的女性價值
觀；另一方面，它又借助一套關於訓練、道德、紀律
與衛生的修辭。即便護理改革者所採用的專業化語言
和醫療其它領域有相似處，像是必須排除未受訓練的
成員來保護大眾；也分享某些共同的策略，像是建立
護理組織、專業期刊和國家管制；然而，護理的專業
化同樣受到性別、端莊與家庭的觀念，以及專業內部
與專業之間的緊張關係所形塑。

十九世紀上半認為，雇用訓練有素的護士是提升
醫院病房清潔秩序的方法；1850年之後的主要關切
則是對專業臨床護士的需求。許多護理改革者共同的
觀點是護理水準無法令人滿意。改革者將志業、訓練
與階級價值觀結合到護理姊妹會所體現的模型，其所
推廣的觀念是：護理必須轉變為由莊重婦女來擔當的
女性專業，而這些婦女一旦受過訓練之後，就能將道
德、衛生與效率加諸工人階級護士與病人的身上。因
此，改革者認為品格與階級是根本要素；秩序、紀律
與服從的觀念是護理改革的中心。道德訓練與技術訓
練彼此相關。這些重要的觀念使得訓練有素的護士有
別於其他的女性工作。它們也是對醫院環境實用的回
應，因為在人員不足而教育水準低落的情況下，必須

靠紀律來應付。

　　和十九世紀初的情況一樣，宗教組織、慈善組織以及醫院擔任推動改革的中心角色。隨著更高水準的病人照護之需求壓力日益增加，醫院管理者急需雇用最廉價、最有效率的護理勞動力。醫師持續扮演影響改革的關鍵角色。例如在荷蘭，護理改革是由阿姆斯特丹的醫師所帶頭推動的，他們借助訓練、教科書、護理組織與期刊來影響改革。醫師要求要有訓練有素但地位低於他們的護士，這是他們改革醫院與病人照護的努力之一。然而，不是只有醫師在推動改革。護理改革也有文化與政治的目的。法國第三共和（1870-1940）關於國家健康狀況的辯論、反天主教會與性別政治都和護理改革有關。共和國對既有的護理組織施加壓力，要求推動改革，而這些改革則和要求護理世俗化的壓力密切相關。

　　到了十九世紀中葉，對於一般護士的知識要求，已經不是在病房工作幾個月就能取得，而是要透過以醫院為基地的學校來進行訓練。這成為專業化過程的主要內容。雖然許多護理學校設立的目的，是要替醫院提供廉價的護理勞力與營收，但他們形塑出一種特定的護士類型、訓練風格和工作條件，而強化了專業認同。南丁格爾在此扮演重要的角色。在她的《護理

筆記》以及透過聖湯瑪斯護理學校，南丁格爾勾勒出
一個極具影響力的專業訓練之護士模範。受到護理姊
妹會的活動與風氣所影響，並且接受衛生、道德與端
莊的女性工作等觀念，她將護理塑造為一種適合世俗
女性從事的職業。南丁格爾的做法宣示護理是女性領
域的一部分，並且複製了既有的階級結構，讓護理附
屬、服從於醫學。南丁格爾的做法強化了護理、宗教
志業和慈善之間的密切關聯，此一相互結合的價值觀
強調必須毫不質疑地服從上下階層關係。南丁格爾的
學校是個雙層級系統：一種是接受兩年訓練的自費學
生，一種則是來自卑微社會背景、接受一年訓練的試
用生；其目的是分別培養護理長和護士。南丁格爾的
系統因此複製了中產階級的家庭結構：淑女擔任督導
與護理長，掌管病房以及護理工作的組織，並監督訓
練良好、領薪水的護士執行工作。南丁格爾進一步強
調衛生的重要性，以此將護士和家務佣人區別開來，
並且在醫師與護士之間建立起一套嚴格的分工。對南
丁格爾而言，護士是醫生幹練的助手，也是觀察病
人、照顧他們需求以及控制病房的女性。關懷與道德
要比醫學專業技能來得更重要。這個系統之所以成
功，是因為它反映了對訓練要求的期望以及以階級為
基礎的階層關係。它另一個成功的原因，是因為南丁
格爾的護士所負起的責任，複製了當時認為婦女具有
關懷本性的觀念。

在1860年成立的聖湯瑪斯護理學校，其所帶來的改變塑造了護理改革的性質。聖湯瑪斯的主管對於學生護士職責的看法，與南丁格爾不同。南丁格爾要他們成為道德領導者，而醫院的董事則希望這些學生成為病房的職工。就人員與管理而言，最初建立起來的護理體系，和聖湯瑪斯既有的安排沒太大差別。在這套制度下，實習生用勞力來換取實用的訓練，學校則成為醫院廉價勞力的來源，試用生則被用到累垮。因此一開始護士跟佣人差別不大，而且只受到有限的訓練：大多數時候試用生在病房都沒有受到督導，教育品質很低。南丁格爾為了掩飾這些缺陷，而特別強調護理的基督教動機和慈善性質，以及服從、犧牲與天職的觀念。正如莫妮卡·貝利所說：「所謂南丁格爾的體系是個大雜燴，基本上是她的基金會從聖湯瑪斯醫院要到的東西——而她要到的並不多。」[2] 結果是強化護理是一種志業的觀念，雖然實際的訓練反映出以病房為基礎的訓練和取得實用經驗的模式。南丁格爾觀點強化的觀念是：關懷照護要比專業知識或學術訓練來得更重要。

雖然聖湯瑪斯的實際訓練與其形象並不相符，但

2　Monica Baly, 'Florence Nightingale and the Establishment of the First School at St Thomas's', in Vern Bullough et al (eds.), *Florence Nightingale and Her Era: A Collection of New Scholarship* (1990), pp. 8-13.

這所學校很快就被視為是提供諮詢和指引的權威來源。聖湯瑪斯學校以及南丁格爾的著作，提出一套關於改革的語言與視野，進而為紀律嚴明且專業的護士提供一個強有力的模型，而廣泛受到仿效。這所學校和南丁格爾所強調的是，要由訓練有素的護理長來控制護理安排；護士應該有合理的薪水，家務勞動應該由僕人來做。這些觀點被視為醫院護理的理想模型，而挑戰了過去病房的做法。聖湯瑪斯所訓練的護士進入其它機構，並傳播南丁格爾式的紀律與效率概念，然而就制度層次的改革而言，涉入的人、病房的狀況以及醫院的經濟位置更具有影響力。其他醫院也設立類似的學校，但聖湯瑪斯保持其頂尖地位。來自其他國家的婦女前往聖湯瑪斯接受訓練，歐洲其他國家的改革也借助英國的經驗。例如，法國的護理改革就大量採用英國的觀念，並且提出同樣以醫院護理學校、志業、衛生、階層關係與秩序為基礎的計畫。隨著護理學校帶來便宜的勞動力與收入，護士訓練的時間逐漸加長。

　　即便不同國家對於護士訓練的基本概念大同小異，對於何謂訓練有素的護士，在看法上仍有其差異。例如，法國的做法先是受到傳統慈善觀念的影響，認為照顧生病的窮人是天主教徒職責之一，接下來又受到第三共和世俗化政策的影響。德國強調的重

點是病人照護的科學面，而較不重視宗教面。提供訓練的方式也有差別，法國強調的是課堂教學，在英格蘭則強調病房的實際經驗。

並非所有的改革者都分享同樣的觀點。護理改革者經常抱持著互相矛盾的觀點，而這反應了護士角色具有的不確定性。對改革感興趣的人，其價值觀不見得和基層護士一樣。仕女階級的試用生想和工人階級的同僚保持距離，以維持既有的階級高低關係。這樣的緊張關係在國內和國際都產生衝突。例如在英國，新的專業組織與期刊的領導者就企圖排除工人階級女性，以提升由仕女試用生所擔任之護理工作的地位。推動國家證照登記制度的運動，也導致護理領袖發生漫長的內鬥。全國護理委員會（National Council of Nurses）與英國護理協會（British Nursing Association）為了證照制度的問題而產生緊張關係，這使得護理組織很難合作。主張世俗護理者和宗教護理修會的捍衛者，在巴黎進行激烈的鬥爭。為了醫院護士應該具有何種品質以及誰最適合擔任醫院護士等問題，在1880年到1908年之間發生了鬥爭；另一方面，基層護士則爭取要改善工作環境。

護理史並不僅限於醫院護理學校的發展、制度化的護理以及紀律的建立，其內容比這些更為多樣。居

家護理、鄉村地區的護理，以及區域型的護理計畫各有不同的軌跡，例如透過私人安排，或家庭和社區所建立的居家護理，一直是社會各部門接受照護的重要管道，而大多數受過訓練的護士都從事私人護理工作。像是總醫院較晚出現的荷蘭，以醫院為基礎的訓練系統也較慢成型。在那些家庭照護與社區照護仍保持重要性的國家，經常在既有的濟貧與慈善的結構中發展居家護理。居家護理以及公立醫院的護理常同時並存，產生出兩種照護體系，但就如同其它的護理領域一樣，它們都讓相關婦女有機會取得領導、權威和權力。

　　儘管有著這些多樣的故事，護理確實有所改善。到了十九世紀結束時，護士必須受過訓練的觀念已經牢牢地建立。護理改革產生了便宜、有紀律又有效率的勞動力，強調道德訓練、秩序與衛生，並將病人照護視為主要的關懷。改革者讓護理和醫院產生更密切的關係，推動一套適合醫院醫學的特定類型護理、技能和紀律。在此同時，社會在某種程度上接受護理是個女性從事的端莊職業。十九世紀晚期護士的社會背景顯示，護理為中產階級向上流動的女性提供工作與獨立的機會。大多數受過訓練的護士工作勤奮，但經常過勞。但從事護理工作者確實有所收穫。兩年（通常是三年）的辛苦工作，她們所得到的是一套日益受

到尊重的專業技能訓練。對有些人而言,這意味著有機會擔任領導者和取得自主地位;對其他人而言,這意味著經濟上的安穩。

✦ 護理改革的極限:1850至1914 ✦

　　雖然走向訓練有素的醫院護理促動了病人照護的女性化,並且產生了廉價、有紀律且有效率的護理工作人力,但是此一改革過程並不是南丁格爾式變革的勝利。要招募、訓練與留住南丁格爾理想中的年輕婦女,經常是相當困難的。1860年代與1870年代的報告仍舊指出,無法指望醫院的護士能夠快速地執行指令,她們喝酒、惡劣地對待病人,而且無法符合當時的端莊理想,有些機構的護理長仍舊不過是有經驗的管家。早期在巴黎建立訓練學校的做法,滿足的是提供急迫需要的基本教育,而不是對訓練有素之護士的需求。歐洲的教育水準一般而言都很差,這使得專業訓練課程的建立過程相當緩慢,而且常見低入學率和高退學率。醫院經費不足導致低薪和惡劣的工作環境,加上暴露於疾病和只能得到有限的訓練,以至於當其他的婦女職業領域開始擴張時,許多女性對追求護理職業生涯興趣缺缺。儘管歐洲普遍表達支持訓練有素的護士,護理和幫傭的古老聯想仍舊很難擺脫,而醫院醫療服務日益高漲的財務負擔,也對聘用訓練

有素的護士構成阻礙。

改革者標舉秩序、準時與服從，但這些價值也對進一步的改革構成障礙。例如，南丁格爾以中產階級家庭做為護理的模型，這樣的努力使得護士從屬於醫師，而對專業化造成限制。僵硬的階層制度強化護理的社會區隔而阻礙團結。改革者利用護理是吻合女性天性的工作也是母職的延伸等觀念，這樣的做法利弊參半，因為它強化了性別角色和護士的從屬地位。

並非所有訓練護士的嘗試，一開始就能取得成功。例如，日內瓦在1896年建立了一座世俗的護理學校，但來自政黨、醫師和宗教與虔誠市民的反對，使得這個學校在幾年之內就關門了。護理改革者在其他地方也遭遇到抗拒，特別是當他們觸犯既有男性特權，或逾越了不具威脅性的女性角色。醫師想要有訓練良好的護士來改善照護的水準，卻對新式的護士與護理長感到不安，因為她們帶來踰越既有專業界線的威脅。訓練有素的護士通常有獨立的收入和比醫師更高的社會地位，被視為是對傳統權威的挑戰。在舊的系統下護士與志工要對醫師負責；在改革後的體制，醫師的主控權受到質疑。要做一位成功的護理長，就要建立起和醫師抗衡的權力基礎、挑戰醫師的權威。這些不安爆發成衝突，新式的護理長為了控制權的問

題而衝撞醫師。似乎醫院雖然利用護理的正面形象來募款，但並非所有的醫院都歡迎新式護士。

面臨這些問題，護理演變成一個女性職業的過程是相當緩慢的。若說英國的專業風氣是最強的，那麼在歐洲其他地方，護理依舊堅持其宗教源頭，仍然一再強調謙卑、順從與奉獻等和女性與宗教修會有關的老套理想，雖然這是用日益強調專業主義的修辭來加以訴說。儘管對於生活陷入困難的中產階級女性而言，護理成為體面的生計，但其訓練課程不見得都能夠造就專業的護士。英國和德國的許多護士仍舊來自於工人階級背景，大部分的工作仍低階瑣碎。刻板印象很難擺脫。法國世俗的護士常被形容為無知、酗酒或懶散。喬艾斯（James Joyce）在《尤里西斯》（*Ulysses*, 1922）對於都柏林醫院生活的粗鄙描繪，便反映出這樣的不良印象。醫師更常評論護士的吸引力，而非其專業能力。

基層護士並非總是能表現出專業上的關切。基層護士常將心力都耗費在日常的工作，而非從事專業的奮鬥；醫院管理階層常把他們當成廉價勞工。醫院，特別是公部門的醫院，由於經費不足，限制了護士所能達到的工作成果，帶給護士很大的壓力。日常的工作重點經常是處置、管理與控制病人，讓自己保持整

潔端莊的外表，而非改革派護士所標舉的那些價值。
共同的病房經驗，而非專業化的理想，塑造了大多數
護士的願景與意識形態。因此，十九世紀護理的專業
化有其侷限。

✦ 二十世紀的護理：1900 到 1939 ✦

專業化的辯論、醫院護理、護理訓練的性質以及
對於女性專業人員的抗拒，主導了二十世紀的護理
史。護理仍舊是個充滿對抗的場域，不同的行動者
競逐影響力。在國際護理協會（International Council of
Nursing）的推廣工作幫助下，英美護理改革的道德權
威取得了主導的地位；然而，撇開關於專業化與訓
練的辯論不談，在實作層次上狀況究竟如何則不是
那麼清楚。

到了二十世紀初，訓練有素的護士被認為是醫院
醫學所不可或缺的。社會政治、經濟與文化的變遷，
還有持續的專業化，以及像結核療養院這類新型機構
的成立，帶來對訓練有素的護士之需求。歐洲各地
的政府當局、醫院管理者、醫師與改革者都認識到，
護士提供的並不僅限於身體與精神的慰藉。這些新的
需求，加上對婦女社會角色的看法改變，以及婦女運
動的成長，都有助於護理的世俗化，而新一代的護士

也追求自主。新的輔助療法以及外科的變化，使得護理工作更為吃重耗時，也需要新的技能；而小兒科這類新的專科機構的成長，也需要雇用專科護士。生物學、化學與病理學的新知以及飲食與清潔的新觀念，都使得護理工作必須隨之改變。護士追求專業的自我定位，強調正式的訓練。護理逐漸取得一般認為的典型專業性質：入門的門檻、一套界定日益明確的知識與專業技能，以及關於照護、道德與秩序的鮮明專業風氣〔參見〈專業化〉〕。然而，改革並非一帆風順。在二十世紀前半當護士為專業自主奮鬥時，她們也面臨了競爭的壓力。

傳統認為第一次世界大戰（1914-18）是性別角色變遷的引擎，歷史學者探問戰爭對女性究竟是「好」還是「壞」。護理被視為是戰時愛國工作的典範，有助於重塑女性的經濟、政治與社會位置。這場戰爭確實是護理公眾形象的轉捩點。中產階級與上流階級的志願者進入軍醫院服務，擔任紅十字會的志願護士則和服役相比擬，這些都有助於塑造護理成為一種女性愛國服務。護理取得新的公眾地位。正如凱琴・舒賽斯（Katrin Schultheiss）在《身體與靈魂》（*Bodies and Souls,* 2001）一書所論稱，志工護士被呈現為聖母瑪利亞與聖女貞德在二十世紀的混合。

歷史學者對於變遷的專注，卻也限制了他們所提出的問題。雖然護理的形象獲得改善，其主流形象卻是女性特質與責任而非專業風氣，改革者將護理樹立為一種可敬事業的努力被這樣的形象給削弱了。這裡也存在著緊張關係。志工護士遭到敵視，而這通常是由於階級與訓練的問題所引起。受過正規訓練的護士，將社會地位更優越的志願者視為威脅，而後者較為短期的訓練則傷害了專業化。前線的經驗也褒貶不一。有些志工護士展現了技能和理解能力，但許多仕女護士的無能則受到批評。儘管護士的形象有所轉變，戰時的護理和既有的傳統沒有太大差別。

一旦戰爭結束，許多志工護士很快就放棄護理，但這場戰爭確實鼓勵護士進行新一波的組織工作。專業護士利用戰爭來肯定他們的專業能力，並且取得公眾的接受。要求對護士進行規範的壓力增加。十九世紀晚期日益強調的是，建立國家登錄制度是規範護理的最佳辦法。就像醫師的證照制度一樣，登錄制度被認為是用來確保共通的訓練與操作之辦法。隨著醫院設施擴張，對受過正規訓練之護士的需求增加，護理改革者利用戰時的經驗來推動國家的承認和規範。英國在1919年創設護士登記，並且成立了護理總會（General Nursing Council）來監督登錄。要成為專業護士，必須在公認的學校受三年訓練，並通過國家認可

的考試。這確保了護士的專業地位。法國的規範則起步較晚，要到1922年創設國家文憑才部分獲得認可。

雖然登記與規範被視為是專業化的勝利，但其效果也有侷限。既有的階層關係仍被保存下來。護理課程和實作的發展是由政府而非護士所控制。這點在納粹德國（1933-45）最為清楚。訓練與實作則受到醫院的利益所影響，醫院利用實習護士充當廉價勞力的利益、確保護士繼續服從醫生，以及女性角色定位根深蒂固的文化傳統，都形塑了護理的訓練和實作。女性特質的主流觀念仍和專業化連結在一起。就如同在十九世紀時一般，護理領袖強調護理天經地義地專屬於女性，雖然加上但書：必須是經過嚴格訓練的女性。例如，法國的改革者就宣稱，女性天生適合從事護理工作，因為她們有與生俱來的溫柔與靈敏。護士是無私無我的天使，這樣的形象非常強大有力：它使得護理和十九世紀的女性觀牢牢綁在一起，耽擱了護理被承認是種正當的專業。

各地進展的狀況不一，在英國和法國達成有限的專業目標，取得了國家的承認；但在其他國家，像是新成立的捷克斯洛伐克，情況則很糟。護理改革者在歐洲各地都遭到阻抗，尤其來自那些反對護士應該受教育且在病房中擁有相當權威的人。護士要確保專

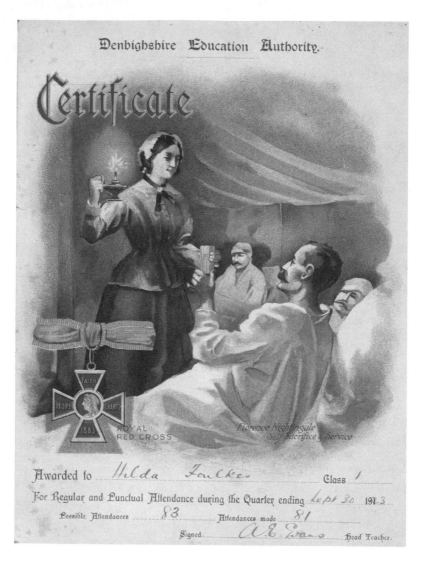

圖 11.3 ————希爾達・福克斯（Hilda Foulkes）的結業證書。
他在1923年出席了83堂課中的81堂。證書裡，南丁格爾正拿著一杯水安慰病人，
強化了訓練有素的護士之專業形象和肖像學。
圖像來源：Wellcome Library, London。

業自主相當困難。護理在法國仍舊處於曖昧的位置：它仍舊被人聯想到家務工作以及慈善與宗教義務。這樣的情況不是法國所獨有。瑞典護理學會（Swedish Nursing Association）進行的各種護理現代化的努力，被許多護士視為是一種威脅。宗教傳統對護理的主導，在瑞典構成改革的障礙。因此，在兩次大戰之間歐洲的護理仍舊充滿衝突。法國對於改革的目標出現分歧；那些認為護理是一種工人階級職業的人，和認為護理是中產階級專業模範的人，分歧尤其嚴重。這些辯論反映了更廣泛的婦女社經政治地位不確定狀態。

然而在許多方面，1920和1930年代最讓人吃驚的是護理的延續性。訓練的掌控權仍然牢牢握在醫院學校的手中，確保現有的訓練模式對它們是有利的。一般護士的生活變化甚少。即便成功的護士擁有更多的事業機會，護理仍舊受到醫師和非專業人員的控制。對許多護士而言，日常經驗仍舊充滿了限制與嚴格紀律。護理的特色仍是高度地浪費人才和惡劣的工作環境，這導致人員招募不足，而隨著其他婦女工作機會的出現，以及醫院擴張帶來更大的護士需求，這些因素導致護士招募不足的情況惡化。當第二次世界大戰於1939年爆發時，護理仍舊處於一個曖昧不明的位置，夾在早期改革者所面對的專業價值和傳統問題之間。

✦ 二十世紀的護理：1945 到 2000 ✦

　　雖然二次大戰（1939-45）嘗試了管制與組織護理
工作人力，關於護士的角色、訓練與地位的辯論，在
1945 年之後仍舊持續。醫療科技與治療方法的發展，
改變了醫院照護的性質並帶來新的約束力，福利改革
則對護理和醫院管理帶來新的壓力〔參見〈健康照護與
國家〉〕。護士傳統的工作、角色與責任受到了挑戰，
導致護理變得比較不那麼以病人為中心。在此同時醫
院出現新的低階工作人員，使得護理工作逐漸受到稀
釋。社會變遷氛圍帶來更多的教育機會與就業機會
（這點不僅限於醫療），引發更多的問題。這些因素使
得護理對婦女的職業吸引力持續降低，結果導致護士
短缺。許多歐洲國家醫療體系的經費限制，使得這個
狀況更為惡化。例如在英國，「國民健康服」（National
Health Service）的預算限制常針對護理服務，而預算削
減則提高護士的抗爭性格。

　　為了因應這些緊張關係以及護理的社會地位和國
家健康照護經費限制所引起的焦慮，而把焦點放在
護士的訓練方式以及合格的護士應該執行的工作，
而非直接處理護士地位與招募的問題；潘妮·史塔
恩（Penny Starns）在《護理長行軍》（*March of the Matrons,*

2000）指出，資深護理大老對於戰時經驗的懷舊，以及對於制服、徽章、職級、階級與紀律的著迷，持續形塑她們的態度。護理領袖起先想到的解決組織問題的辦法，是篩選與訓練方式的改良。當護理該著重於管理或護理該追求專業，這兩種對護理的想像開始發生衝突時，關於訓練的辯論焦點便集中在專業地位和自主的問題。此外，護理專業受到傳統的侷限，仍持續強調護理的性別性質以及良好品格、責任感與關懷照護的觀念。

然而，來自美國的護理新觀念確實有助於從以經驗為基礎或以病房為基礎的訓練，逐漸轉變為以理論為基礎的訓練。「護理過程」（nursing process）在1960與1970年代成為重要的訓練模式，拋棄了傳統任務導向的護理模式。護理過程強調透過對病人需求的評估和護理計畫的實施，對病人做出主動回應。隨著護理被承認為一門學科，大學的護理學校緩慢地取代了以醫院為主的訓練。反諷的是，這些改革削弱了依賴學生護士、以病房為中心的傳統照護。在1980年代出現更進一步的轉變，焦點放在基層護理照護，以及由護士對個別病人提供照護。這些改變反映於歐洲共同體（European Community）在1970年代所採用的國際指南，並在1980年代受到世界衛生組織（WHO）的支持。因應醫療市場的變遷，這些指南強調基本教育

標準以統一各國的資格要求。

護士訓練方式改變，護理的性質也同樣改變。就如同健康照護的其他領域一般，護士開始專門化。1970年代醫療花費的膨脹，使得某些護理工作領域更為接近醫療，其中的代表就是護理師（nurse practitioner）。到了1990年代，許多歐洲國家的一般科醫師開始將篩檢與預防性治療的責任交給護士，而之前他們卻是想要防止護士從事這些醫療步驟。在這些變遷的影響下，對於護理組織方式的不滿更加增強了。

✦ 結論 ✦

二十世紀護理改革的嘗試，只獲得部分的成功。即使以病人為中心和問題導向的護理主導了歐洲的護理模式，護理到了二十一世紀仍舊是個價值被廣泛低估且發展不完全的專業。這在專業化的過程中意味著什麼呢？它顯示護理的專業化充滿了矛盾。儘管護士並不是被動的犧牲者，專業化同樣受到醫療專業、國家，以及婦女角色與性質的社會觀與宗教觀所形塑，也受到護理改革者及其擁抱的價值所影響。專業化也不是個一帆風順的過程，它所凸顯的是其侷限，而非其成功。改革者必須持續和困擾護理的問題戰鬥，例如，讓護理訓練獨立於醫師之外、理論和實際關切的

衝突以及性騷擾。醫院通常偏好毫無質疑的服從，而非創新。經費的限制使得醫院提供太少的護士，卻期待得到毫不倦怠而有效率的服務。護理改革固有的問題，在二十世紀不斷重複出現。關於護理是否是種職業或專業的辯論、護理勞動力的需求和提高教育標準等問題，都重複地出現。

進階讀物

✤ 有幾篇好的護理史史學綜覽，不過 Patricia D'Antonio, 'Revisiting and Rethinking the Rewriting of Nursing History', *Bulletin of the History of Medicine* 73 (1999), pp. 268-90，以及 Barbara Mortimer, 'Introduction', in Susan McGann and Barbara Mortimer (eds), *New Directions in the History of Nursing: International Perspectives* (London: Routledge, 2005), pp. 1-21 特別好。

✤ 關於近現代法國，請參閱 Colin Jones, *The Charitable Imperative: Hospitals and Nursing in the Ancien Regime and Revolutionary France* (London: Routledge, 1989)。

　　Brian Pullan, 'The Counter-Reformation, Medical Care and Poor Relief', in Ole Peter Grell, Andrew Cunningham and Jon Arrizabalaga (eds), *Health Care and Poor Relief in Counter-Reformation Europe* (London: Routledge, 1999), pp.18-39，涵蓋了數個護理修會。

　　Robert Dingwall, Anne Marie Rafferty and Charles Webster, *An Introduction to the Social History of Nursing* (London: Routledge, 1988)，是對十九世紀護理很好的概要綜觀。

✤ 關於南丁格爾的貢獻，Monica Baly, *Florence Nightingale and Nursing Legacy* (Oxford: Blackwell, 1997)，以及 Vern Bullough et al (eds.), *Florence Nightingale and Her Era: A Collection of New Scholarship* (New York and London: Garland, 1990)，檢視十九世紀英國護理改革的脈絡而提供卓越的評估。

　　Anne Summers, *Angels and Citizens: British Women as Military Nurses 1854-1914* (London: Routledge, 1988)，是關於軍事護理的關鍵著作。

　　Katrin Schultheiss, *Bodies and Souls: Politics and the Professionalization of Nursing in France, 1880-1922* (Cambridge, MA: Harvard

University Press, 2001) 是法國護理史令人注目的研究。

但歐洲護理的文獻較為有限,雖然 *Nursing History Review*
刊登的一些個案研究,涵蓋了德國、荷蘭與芬蘭的發展,
還有大量關於美國護理的論文。

對二十世紀的研究更為有限:Robert Dingwall et al, *An
Introduction to the Social History of Nursing* (London: Routledge,
2002),以及 Anne Marie Rafferty, *The Politics of Nursing Knowl-
edge* (London: Routledge, 1996) 對英國護理的綜覽,涵蓋了
二十世紀。

J. Savage and S. Heijnen (eds), *Nursing in Europe* (World
Health Organization, 1997) 則探討更多當代的議題。

左岸歷史　211

歐洲醫療
五百年

卷二｜
醫學與分化

AN
INTRODUCTION
TO THE
SOCIAL
HISTORY OF
MEDICINE:
EUROPE
SINCE 1500

作　　者	克爾・瓦丁頓（Keir Waddington）
譯　　者	李尚仁
總 編 輯	黃秀如
責任編輯	林巧玲
社　　長	郭重興
發行人暨出版總監	曾大福
出　　版	左岸文化
發　　行	遠足文化事業股份有限公司
	231 台北縣新店市民權路 108-2 號 9 樓
電　　話	（02）2218-1417
傳　　真	（02）2218-8057
客服專線	0800-221-029
E - M a i l	service@bookrep.com.tw
左岸臉書	facebook.com/RiveGauchePublishingHouse
法律顧問	華洋法律事務所　蘇文生律師
印　　刷	成陽印刷股份有限公司
初　　版	2014 年 8 月
初版三刷	2018 年 12 月
定　　價	300 元

I S B N　　978-986-5727-09-3
有著作權　翻印必究（缺頁或破損請寄回更換）

歐洲醫療五百年・卷二，醫學與分化／
克爾・瓦丁頓（Keir Waddington）著；李尚仁譯.
－初版.－新北市：左岸文化出版：遠足文化發行，2014.08（左岸歷史；211）
譯自：An introduction to the social history of medicine : Europe since 1500
ISBN　978-986-5727-09-3
1.醫學史 2.歐洲
410.94　　103012961